ドクトル外交官
世界を診る

著
勝田　吉彰

星　和　書　店

Seiwa Shoten Publishers

2-5 Kamitakaido 1-Chome
Suginamiku Tokyo 168-0074, Japan

本書は『こころの臨床アラカルト』（星和書店）の58～104号の連載に加筆・編集したものである。

ドクトル外交官　世界を診る●目次

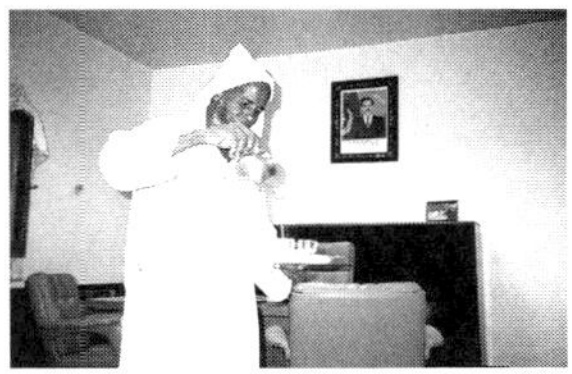

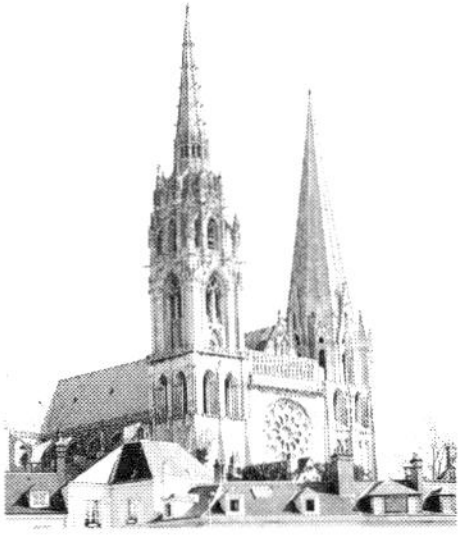

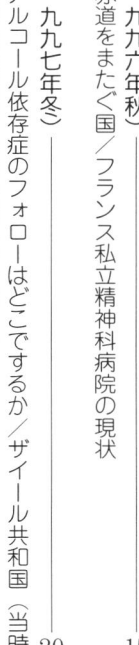

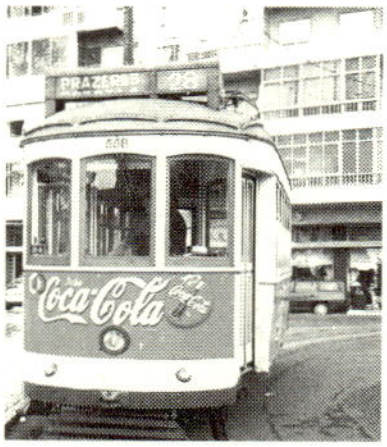

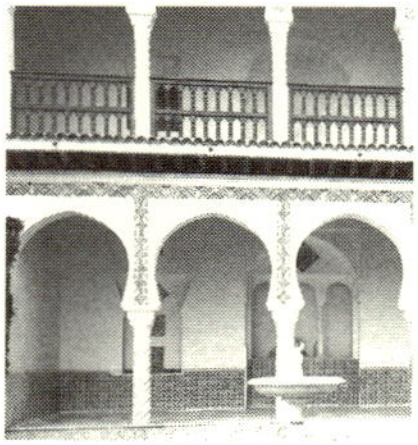
Coca-Cola

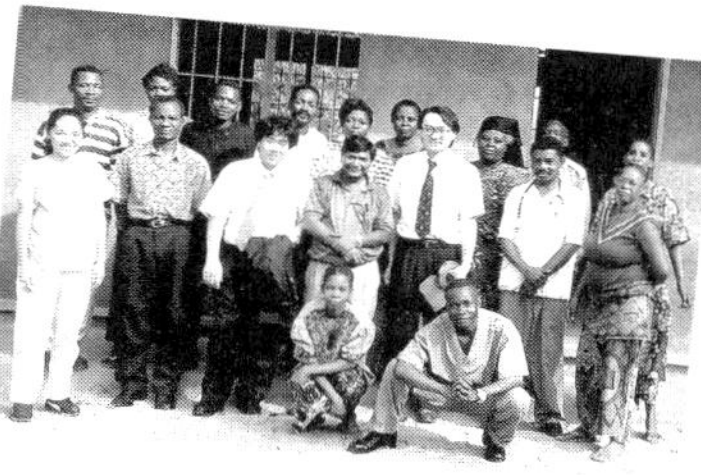

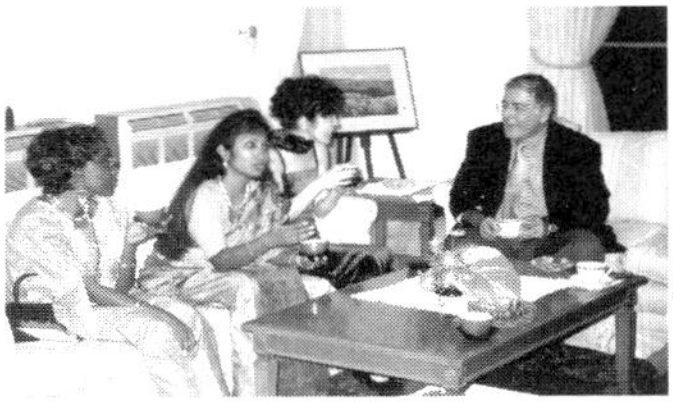

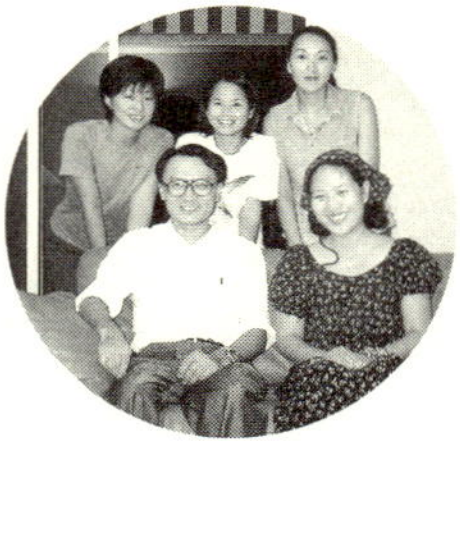

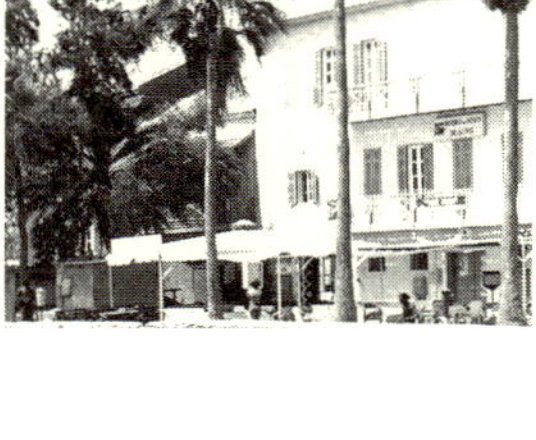

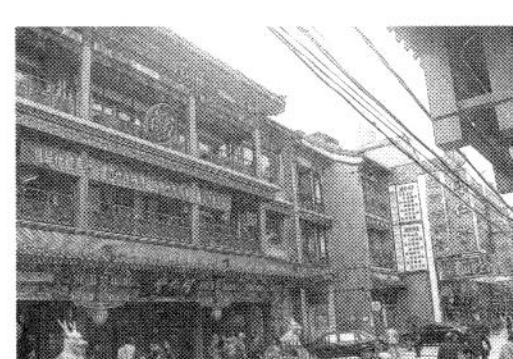

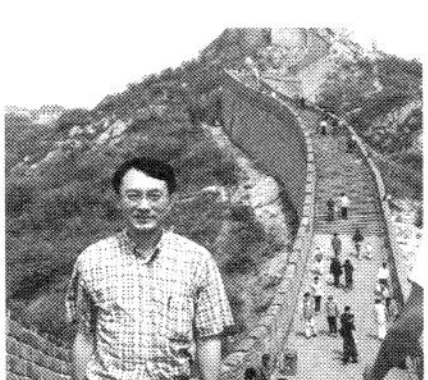

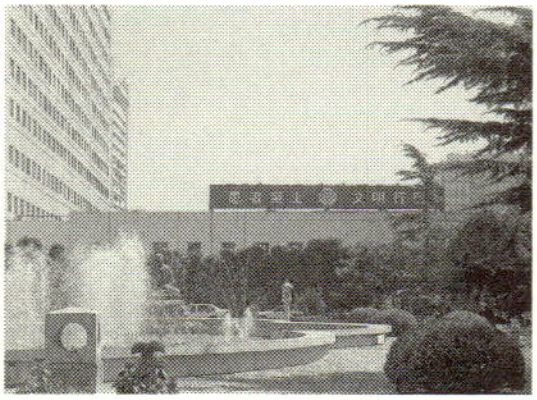

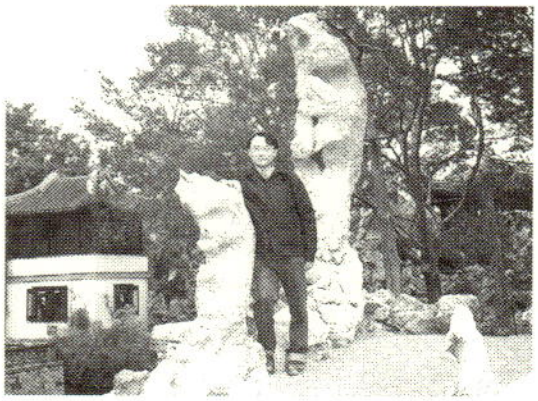

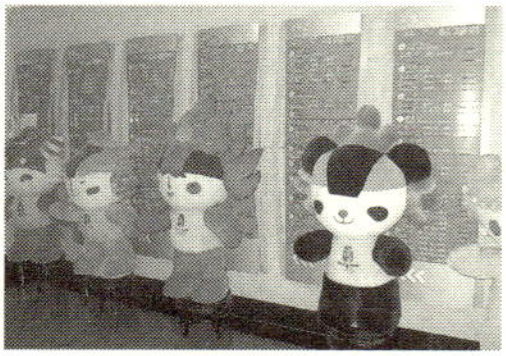

プロローグ

スーダン、フランス、セネガル、中華人民共和国……と並べて共通項は？と問われたら、何と答えるだろう。あるいは、何をイメージするだろうか。

答えは「何もない」。共通項なんて何もないのである。外務大臣名の辞令で命じられるまま、そんな四カ国に居を定め日常を眺めてきた記録である。

私は一九九四年から十二年間にわたり、外務省医務官として勤め上げてきた。各国の日本大使館や総領事館を根城に医者の目で仕事をしてゆく役回りになる。

通常、外務省の職員はその専門とする言語の国を中心に転勤を重ねていく。フランス語専門家ならフランス・ベルギー・フランス語圏アフリカ諸国、中国語専門家なら北京・上海・重慶・瀋陽・香港・広州・大連……といった具合に。時

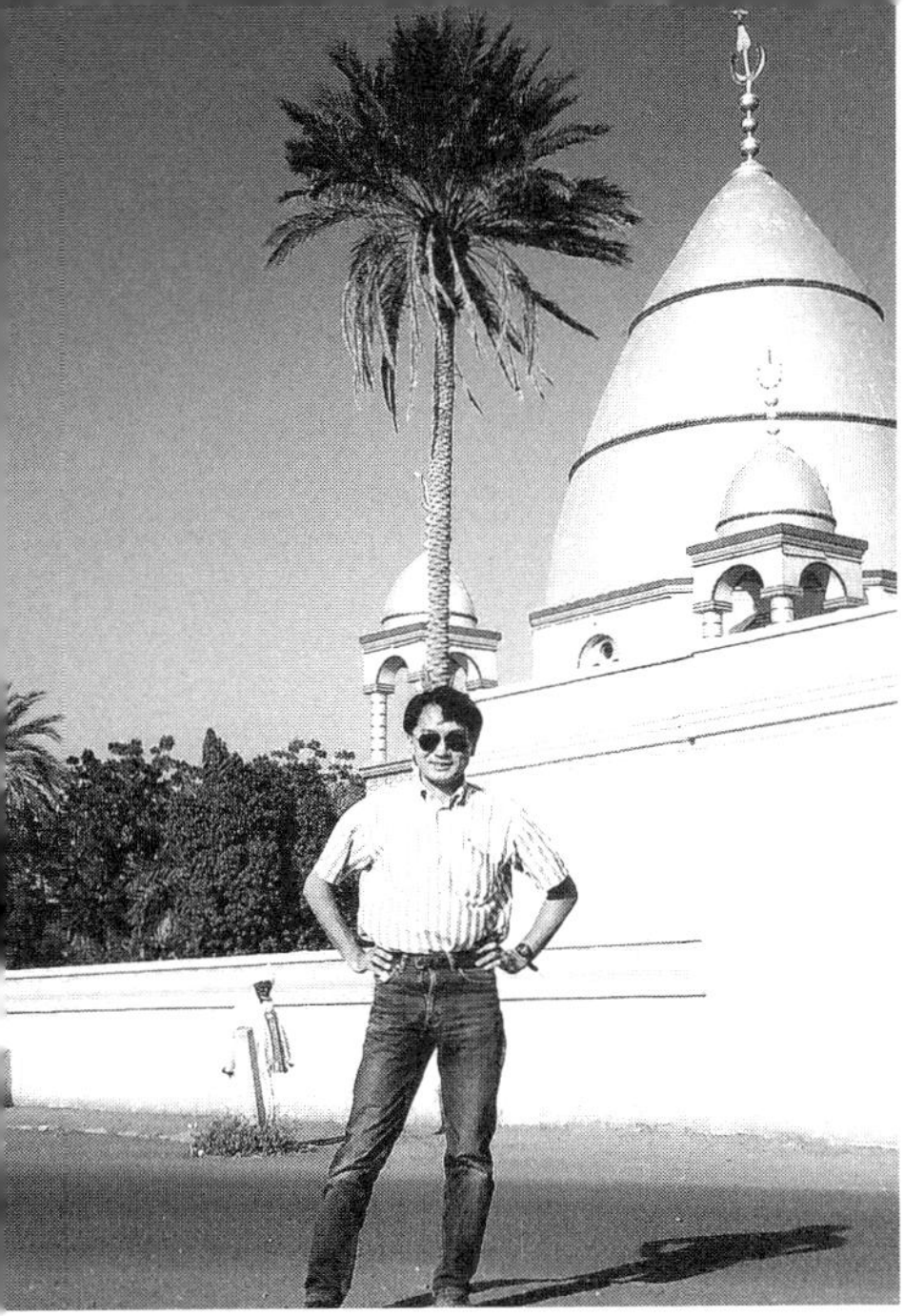

スーダン　オムドルマンの廟にて

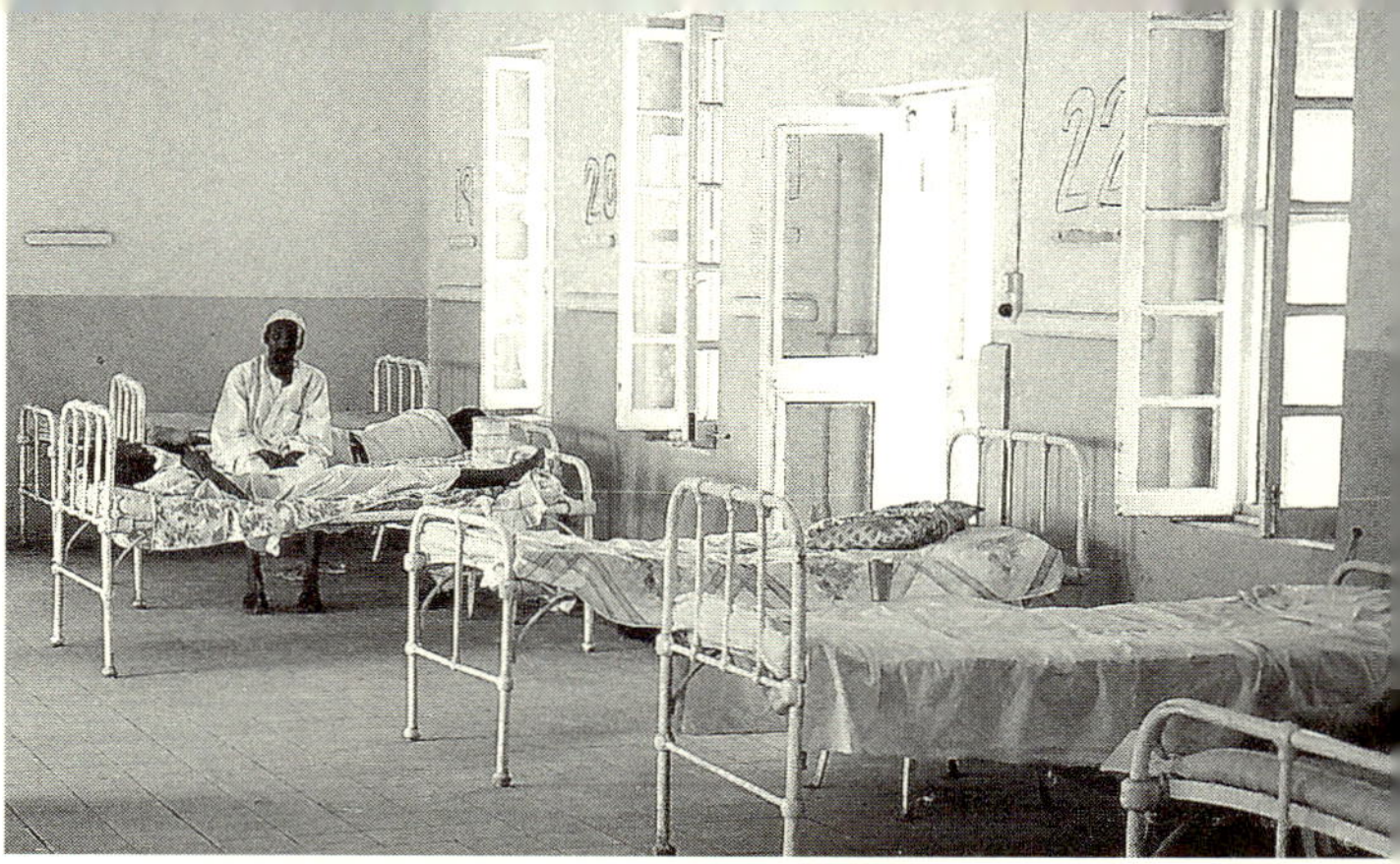

アフリカの精神科病院の標準的病室（気温40度で冷房なし）

折新聞などで見かける「チャイナスクール（入省後、中国語研修を修めたグループ）」「アメリカンスクール（入省後、米語研修を修めたグループ）」などといった単語がそれである。

しかし、医務官は総務関係者とともにこの「言葉の縛り」から解放され、求められるまま地球をまたに駆けていく。アフリカはサバンナの国から地中海を越えて華の都パリに転勤、時には大西洋を越えた出張も交えた数年間を過ごしたら、次はシベリア大陸を飛び越えパキスタンやスリランカに降り立つ……なんて話も、大した驚きもなく日常的に語られる。イラクやアフガニスタンのような戦争報道ぐらいでしかお目にかかれない場所だって、外務大臣名の辞令はやって来る。

そんな環境だからこそ、予断や脚色付きの予備知識とは無縁の純粋な画が医務官の瞳には飛び込んでくる。新たな任地に降り立ち、前任者の説明を聞きながら空港から市街へ向かう車窓から眺める光景というのは、何度経験しても強烈に焼きつく。そして、どんな任地に来ても、「医者」という共通のアイデンティ

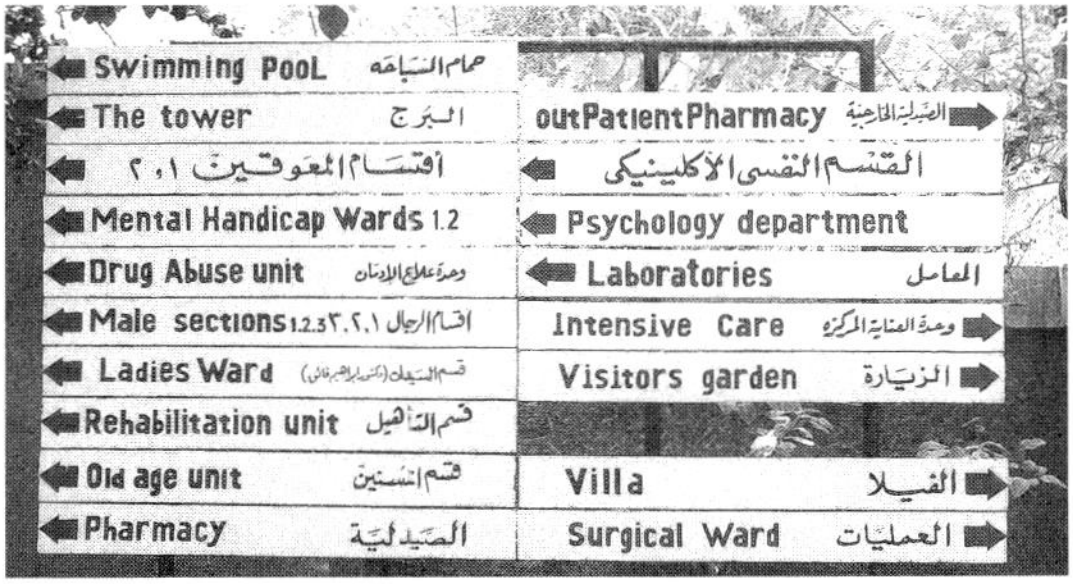

エジプトの精神科病院の標識

ティーをもつ現地人とは着任するなり話があい、生々しい現実も否応なく耳に入ってくる。

そういうわけで、「外務大臣名の辞令」という赤い糸に引かれるまま在勤することになった国々の現実を、生活者の視点で紹介してゆきたい。

第Ⅰ章　グルメの国からアフリカを行き来した日々

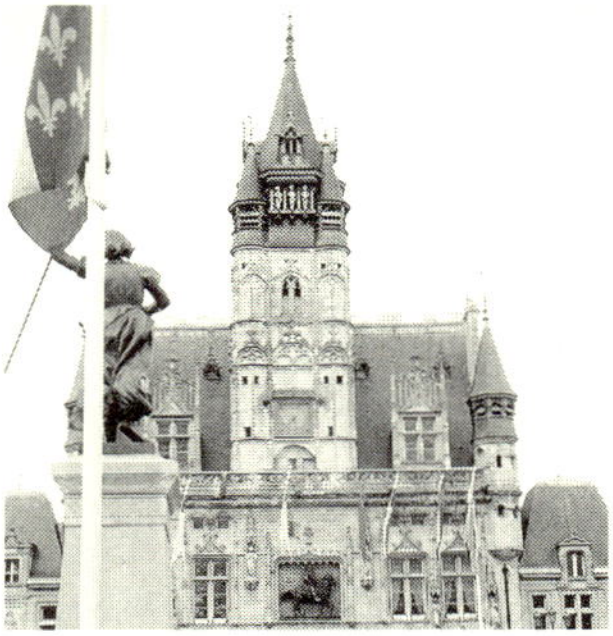

パリ近郊コンピエーニュの市役所

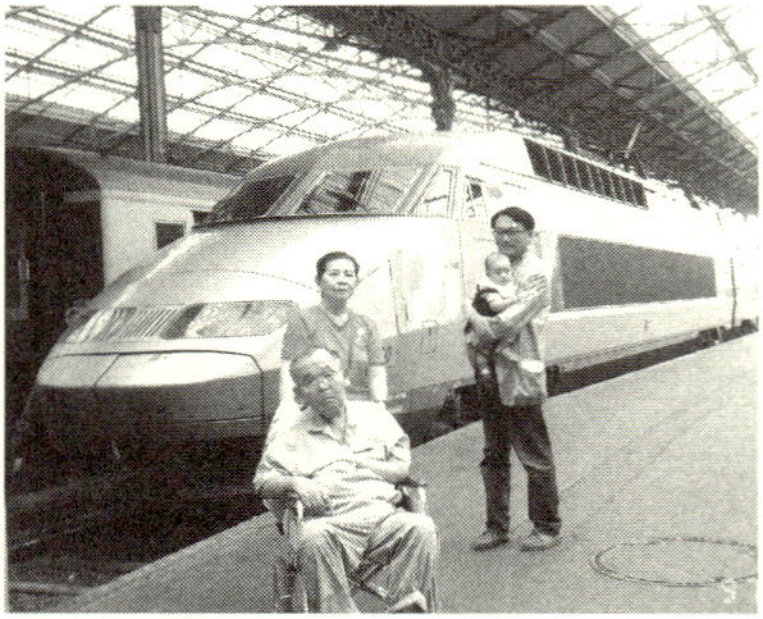

ツール駅ホーム

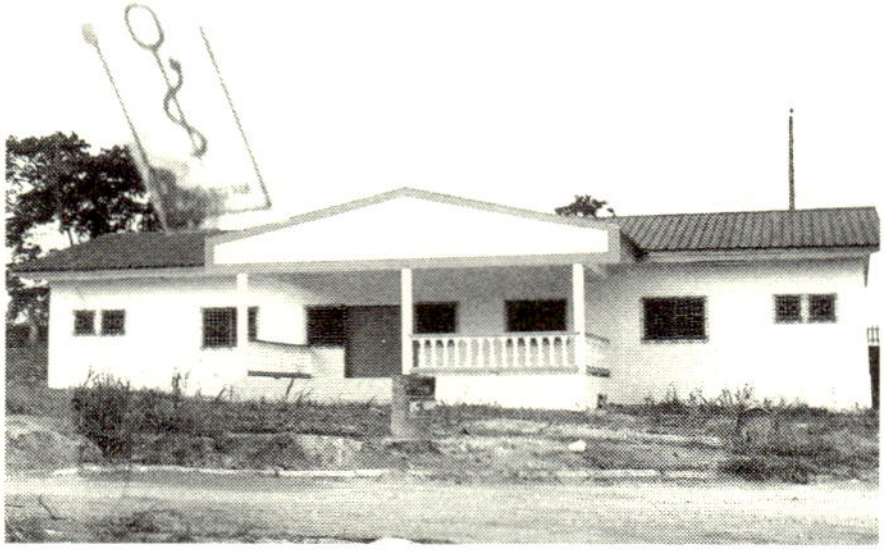

ガボンの精神科病院

1（一九九六年　春）

一枚の辞令から

一九九五年十一月十六日、私たち夫婦を乗せたＫＬＭ327便のアナウンスは、間もなくパリに到着することを告げていた。窓からの景色は、ほんの十時間前の茶色一色から一変、果てしなく緑が広がっていて、砂漠の国からの脱出を実感させてくれた。

私のフランス生活は、一枚の辞令から始まった。当時在スーダン日本国大使館で医務官の職にあった私の元に届いたその辞令には、外務大臣名で「在フランス日本国大使館に配置換する」とあり、二年弱の砂漠の国での任期を終えてグルメとファッションの国へ行くことを命じていた。それから一カ月、引っ越しやらレセプションやらバタバタと過ごしてようやく機上の人となった。

ド・ゴール空港を出て市街に入ると、黄色く色づいたマロニエの並木道には落葉が舞い、人々はオーバーコートにマフラーを巻いて寒そうに行き来している。紅葉、落葉、マフラーを巻いた人々……、どれもが二年ぶりに見る光景で、四季のある場所にやって来た実感に懐かしさをおぼえた。道ゆく人々の歩み、車の速度、何を見てもスーダンから来た身には速く見え、先進国にやって来た実感が湧いてきた。

ストライキ

パリに来て最初に覚えたフランス語単語のひとつに、grève（ストライキ）がある。ジュペ首相の提案した社会保障制度改革案に反対するもので、この改革案は、社会保障の膨大な赤字を改善するために、今まで公務員が享受していた特権――すなわち民間の六十歳定年制に対して国鉄機関士は五十歳、他部門は五十五歳定年で、その後は充分な年金が保証されている（社会保障費積み立て期間は三七・五年）――をやめて、既得権廃止、併せて国鉄合理化、さらに社会保障の累積赤字穴埋めのため新税を課税しようというショック療法で、労働側の反発は当初から予想されていた。

十一月中旬から三週間以上もの間、国鉄、地下鉄などがほぼ全面的にストップしてしまい、メトロの駅にはシャッターが降りて線路は真っ赤に錆び、道路は普段の倍以上に増えた車で身動きとれず（パリおよび周辺部でラッシュ時の渋滞は連日、合計五百キロに達した）、凱旋門やコンコルド広場の大停滞に突っ込んでしまった運転手の話では、三十分以上も閉じ込められたとか。私も、連日、ブーローニュの森近くの自宅から一時間の徒歩通勤を強いられた。さらに、ストはあらゆる分野に広がり、郵便は大幅な遅配（日本への航空便もいつ出国できるかわからぬ状態で、イタリア出張のときにまとめて持っていって、ローマで投函した）、新聞も休刊日が出て、飛行機は管制官とエールフランスのストでベタ遅れ、発電所職員のストで停電になる地区まで現れる始末だった。きわめつきは、何と医者のスト。さすがに、私立の高級クリニックの医者たちは関係ないものの、公務員の医者たちはデモまでやって気勢をあげた。同僚の医務官と、「参加してくるか」なぞと冗談を言ったりしていたが、それにしても驚いた。ストライキが可能なのは人権が確立している証拠（前任地の労働者が同じことをやったら、即クビか、下手すると刑務所行き）で本来良いことなのだろうが、こういう状態が三週間も続くといささか参ってくる。面白いのはフランス人の反応で、日本人のようにカッカと怒る人は少なく、普段あまり話さないような同僚もさっと団結、マイカーを交替で出しあって影響を最小限にするなど、レジスタンスの国らしい反応を見せてくれた。

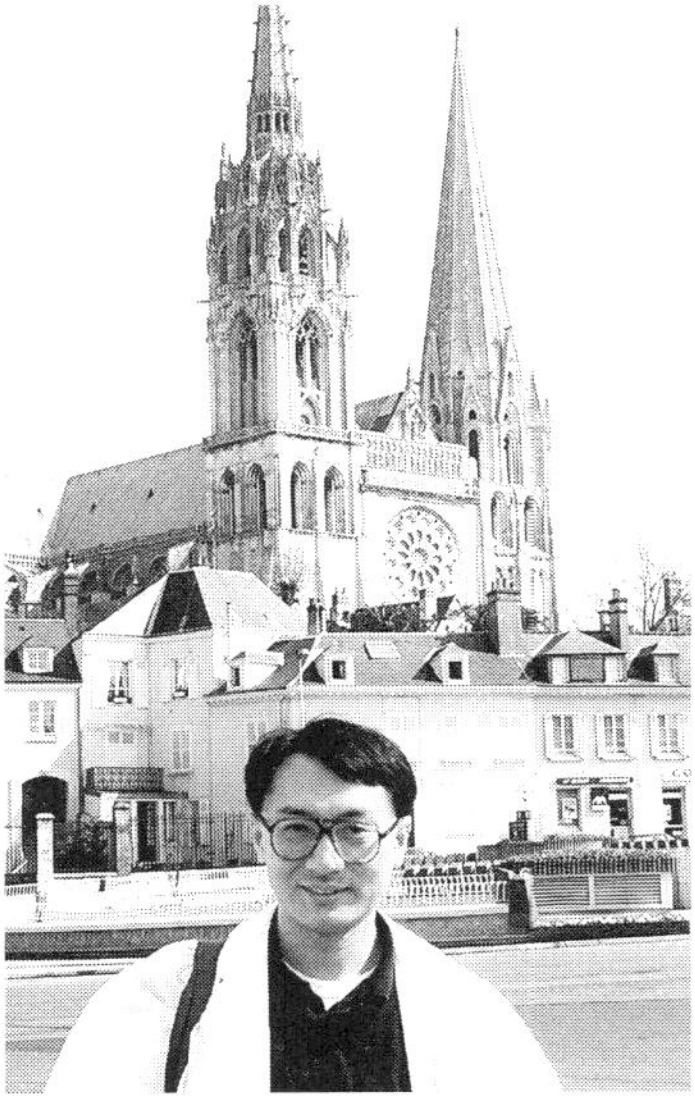
シャルトルの大聖堂にて

医務官会議

医務官会議があり、ローマに出張してきた。これは、地域（アフリカ、中近東、アジア、欧州、中南米）ごとの医務官が集まり、本省からの担当者を加えて日頃の問題や業務上の議題を話し合うもので、定期的に開かれる。事務的な話ばかりでもなく、ワークショップとして、持ち回りで数人の医務官が専門分野のレクチャーをするコマもある。医務官は、途上国を中心とする各公館に原則一人ずつ配置されているので普段はお互いに顔を合わせることもなく、この会議はお互いに情報交換できる数少ないチャンスになる。

今回はアフリカ地区の医務官会議で、これら地区の支援公館としてイギリス・フランス・オーストリア・イタリアの医務官も参加しての和気あいあいの会になった。雑談で出てくるのは、邦人旅行者の病的旅行症例に悩まされた話。典型的な精神病に限らず、躁病や反応性精神障害を含め、空路の発達に格安航空券の普及で、欧州はもちろんアフリカの端っこまで、日本人の病的旅行症例は拡散している。旅行者に限らず、長期在住者の症例もやはり世界中くまなく発生している。

現状では、現地で問題になったケースを大使館領事部員と（精神科専門医ではない場合が大部分の）医務官とで悪戦苦闘、多忙をきわめる館務の合間を縫って献身的な努力で医師＋看護師＋

ソーシャルワーカー役をしている。今後も日本人の精神科疾患ケースの渡航が増加予想される折り、いつまでもこれらの人々の奉仕的努力に頼るわけにもいかず、公費による系統的な在外日本人対象のメンタルヘルス事業が待たれるところだと思うのだが。

ミッテラン没す

一月八日、ミッテラン前大統領が亡くなった。

ノートルダム寺院とバスティーユ広場でミサが執り行われ、例によって各国ＶＩＰが集まり弔問外交が行われた。街で庶民の反応を見ると、わが国の昭和天皇のときよりはずっとクールに見えるが、なかなかどうして、熱狂的に悲しむ人々もいる。バスティーユ広場のミサには長い行列ができたし、ミッテランの遺体が故郷へ空輸される日、わが日本国大使館医務室のテレビは、(医務室とは関係のない) 現地フランス人スタッフのおばさんに半日占領された。空輸、埋葬の一部始終の実況生中継をまんじりともしないで(すなわち仕事を放り出して)、恋人の葬儀でも見つめるような目でじっと見つめているのである。誰かがそばに来ると、(ミッテランが) いかに偉大であったか滔々《とうとう》とまくしたてる。私もつかまってしまったが……。いつもはクールでも好きなものには熱狂的になる。これもフランス人気質であろうか。

2（一九九六年　夏）

アフリカの髄膜炎大流行

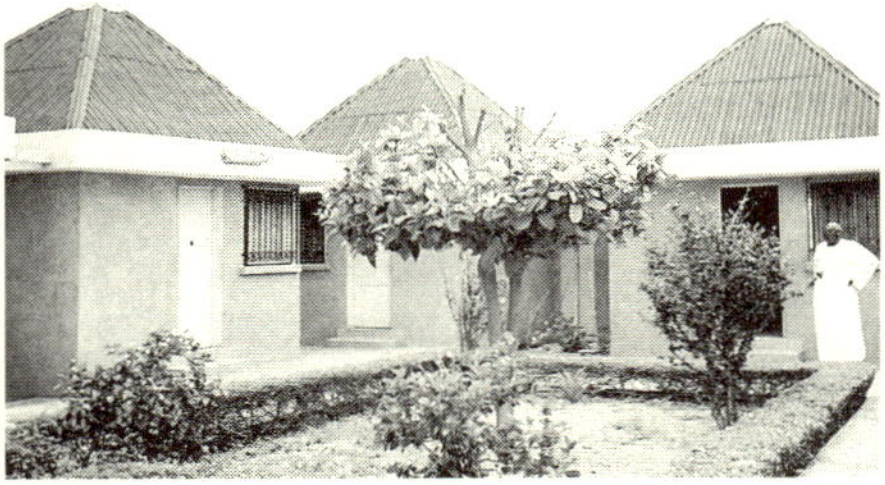

西アフリカの病院（個室）

アフリカ一帯で髄膜炎《ずいまくえん》大流行のニュースがＷＨＯから入ってきた。ナイジェリアでは二万人以上の発生に、五千人以上の死者、さらにトーゴ、マリ、タンザニア、ブルキナファソ、中央アフリカ共和国、カメルーン、ガボン、セネガル、スーダン……バタバタやられている。これは一大事。

アフリカでは八〜十二年ごとに流行があり、今年は大当たり年ということになる。日本のものとは異なり、アフリカで流行しているのは細菌性だからタチが悪い。適切な治療が行われても死亡率五〜一五％、治療ができなければ五〇％以上死んでしまう。

これら流行地域には日本国大使館が全部で十館あり、そこに居住、旅行する同胞もそれなりの数になる。細菌性髄膜炎の感染経路は、鼻汁や咽頭分泌物を介するもので、現地人の人ごみの中に入っていくと危ない。早速本省と、関係する在アフリカ公館に公信で注意喚起し、予防接種のお勧め、現地の人ごみに入らないよう、また、症状や経過など情報を流した。同時に、当館医務室でも予防接種ができる手はずを整えた。

なぜ、パリで髄膜炎の予防接種なの？　率直な疑問であろう。実は、パリはアムステルダム、ロンドンと並んでアフリカ方面へのフライトが多く、アフリカへの玄関口になっている。そして在フランス日本国大使館はこれら在アフリカ公館の支援公館と位置づけられ、アフリカへの赴任者やアフリカからの出張者、休暇での立ち寄り者が年中絶えないというのが真相で、我々もパリだけでなく、南の方を向いて仕事をしている。

グルメの国も曲がり角!?

「フランス人の食事」と聞いたらどんな風景を連想されるだろうか。真っ昼間からワインを傾け、たっぷり二時間はかけて、談論風発《だんろんふうはつ》しながら、前菜からメイン、デザートにエスプレッソを楽しむ……といったあたりであろうか。

ところで、日本国大使館の昼休みは午後一時から二時半まで、正味九十分である（当時。現在は短縮されたと風の噂に聞いている）。そして、午後の始業の二時半までには、日本人のみなら

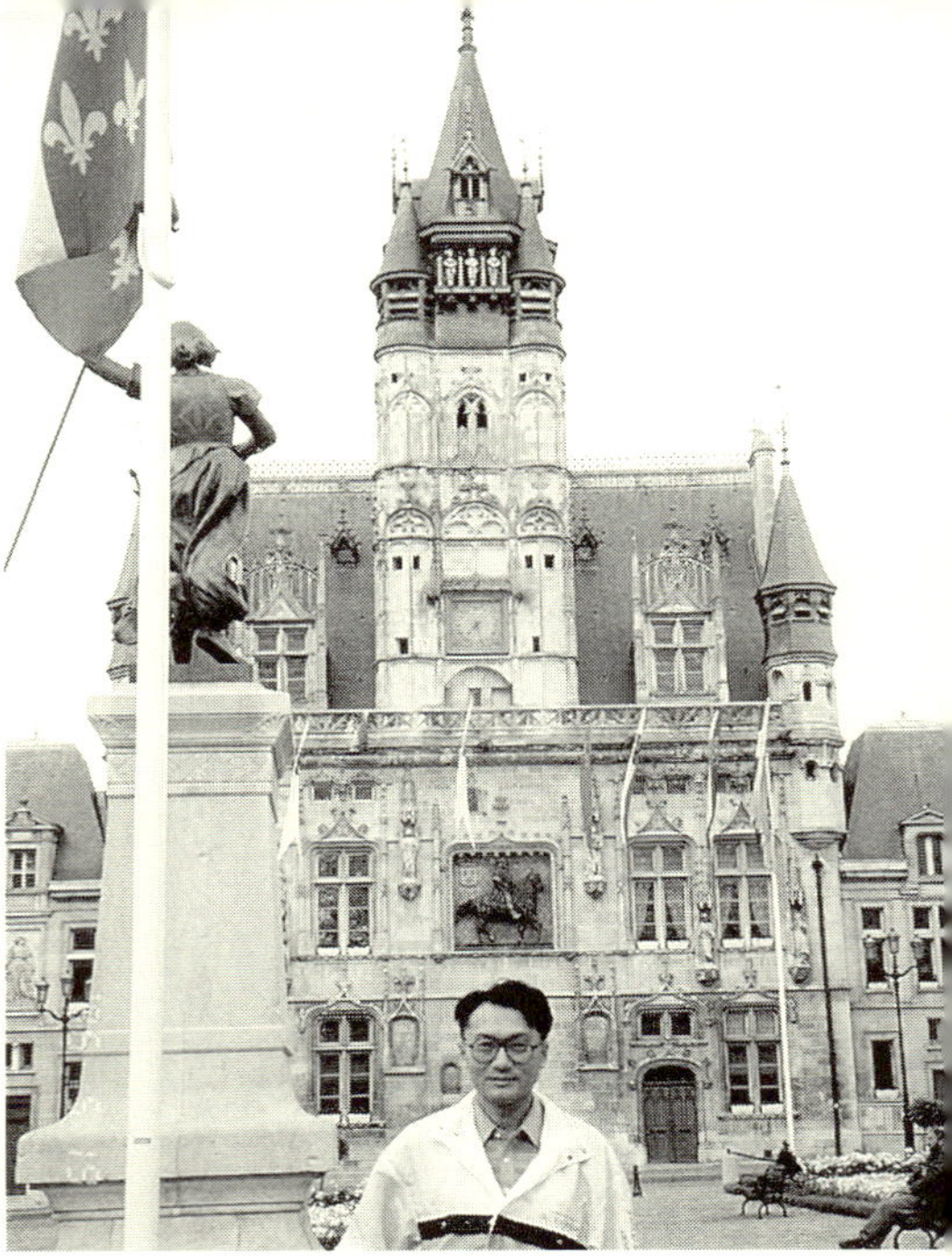

パリ近郊コンピエーニュの市役所

ずフランス人の現地スタッフもきちんと持ち場に戻っている。赤い顔をして戻ってくるスタッフも、思ったより少ない。

何か変だなあと思っていたら、INSEE（国立統計経済研究所）から、納得のいく調査結果が発表された。一九六五年から一九九五年の三十年間で、接種カロリーは一日二、五〇〇カロリーから二〇〇〇カロリー（男性）、一八〇〇カロリー（女性）に減り、パンの消費量が二分の一、じゃがいもが三分の一、国民一人あたりワインの年間消費量は九〇リットルから二五リットルに、生野菜の購入も二五%ダウンと、それぞれ激減したという。エンゲル係数は三五%から一八%に、食事にかける時間も一日二時間半から一時間二十分と短縮、さらに、冷凍食品の購入が激増（一人年間四〇キロ）、調理にかける時間も短縮傾向にあることがうかがわれる。

街を歩いてみれば、空席の目立つ高級レストランを尻目に、マクドナルドのハンバーガー屋のレジの前は、そこがシャンゼリーゼのど真ん中だろうが、十六区の高級住宅街パッシーだろうが、長蛇の列が途切れることがない。

高級レストランのみならず、カフェだって危機的状況だ。毎年六千軒もの店が廃業に追い込まれているという。階層を越えて人々が集まり、談論風発、噂話に花を咲かせる市民のコミュニケーションの場としての機能は廃《すた》れつつあり、若者は「カフェは汚い」などと言って、これまたハンバーガー屋のほうがお好みだとか。

食べる方も飲む方も作る方も「安く、早く、お手軽に」がトレンドで、このままいけば、将来、グルメの国も曲がり角に差しかかろう。

難しきかな、フランス語!!

英語圏のスーダンから、ここパリに転勤してきて悪戦苦闘しているもの、それはフランス語である。フランス語は最も美しき響きをもつ言語などと世界中から憧れられている面があるが、男性形、女性形、それぞれ六つずつある動詞の活用と、三十過ぎての手習いを困らせる要素はいっぱいある。フランス語を美しく話し、聞き、書き、読んでいるのを聞くと、「どうして、あんなに……」と不思議な気にさえなったりするのだが、現実は、不思議な気になる必要もないらしい。

先般（四月三日）発表された徴兵局（当時）のデータによれば、一九九五年度召集対象者五万五、四六七名のうち、十分な文章理解力をもつのはわずか一二％（！）、一一％は簡単な文句がやっと理解できる程度、二〇％はほとんど文盲に近いレベルだったとか。移民の問題も多少はあるのだろうが、先進国の教育システムを活用してなお、こういう状況なのだから、やっぱりフランス語は難しいのだろう。

中央アフリカの大騒乱

一九九六年五月二十一日、中央アフリカ共和国で、給料の遅配に端を発した軍の反乱が発生し、一般市民を巻き込んだ暴動に発展していった。首都バンギ市内の多くの建物は焼き討ちにあい、商店のウィンドーは叩き割られ、住宅のガラスの一枚、トタン屋根の一枚に至るまで持っていってしまう猛烈な略奪が横行する事態となった。街には砲弾が飛びかい、上空には暴徒鎮圧のためのフランス軍の戦闘機やヘリコプターが行き来して爆音を響かせた。さらに、そのフランス軍の介入に怒った暴徒がフランス文化センターに乱入、火を放つといった地獄絵巻の世界となってしまった。

この国には日本人が四十人ほど住んでいる。大使館員の一部を除き、国外へ避難させねばならない。早速、パリ大使館から領事の一人が現地に飛んで邦人保護の陣頭指揮を執り、領事部は全員徹夜体制で情報収集、本省・留守家族との連絡調整に忙殺された。さらに在住日本人の中に重症のマラリア患者が含まれていることが判明、医務官も参加することになった。

民間機の離着陸がすべてキャンセルされたなか、現地に飛んだ領事の努力もあり、フランス軍が外国人救出用に用意した軍用輸送機に日本人も乗せてもらえることになった。隣のガボン共和国の首都リーブルビルまでフランス軍機で脱出、そこから、フランス政府がチャーターした脱出外国人用民間機でパリに出てくるという手はずである。

刻々変わる情報を待つなか、一夜明けた翌朝、患者をパリで迎えることができ、予め入院受入れをアレンジしておいた。救急医・担当医とコンタクト、検査データ上も生命の危機にはないことが確認され、一件落着した。

聞くところによれば、暴徒うずまくバンギ市内の空港までの移動は、フランス軍が装甲車を出してくれて、兵士の護衛のもと動いたとか。他国の人間に温かい援助の手を差し伸べてくれる博愛の国に感謝、感謝。

次なる仕事は、ＰＴＳＤ（心的外傷後ストレス障害）対策になる。領事部・本省を通じて、退避してきた邦人にＰＴＳＤの症状・予後などの説明パンフレットを作成して配布、もしやと思ったら専門医を受診するよう案内し、発生に目を光らせる。海外を訪れる日本人が増えるにつれ、海外でトラウマを負う被害者も増える。海外渡航者を扱う上でＰＴＳＤの知識は欠かせないものになってきた。

3（一九九六年 秋）

赤道をまたぐ国

アフリカのガボン共和国へ出張に行ってきた。ここはアフリカ中央部、赤道をまたぐように存在し、カメルーン、赤道ギニア、コンゴに国境を接する国で、人口は約百五十万人しかいない。日本ではあまり知られていないが、シュバイツァー博士が本拠を置いて活動した国といえばイメージが湧くであろうか。

熱帯のこの国で、シュバイツァー博士は「太陽は敵だと思え」との名言を遺したそうだが、パリから約七時間、首都リーブルビルの空港に降り立つと、世界的な異常気象のせいで意外に涼しかった。

この国には石油が出るから、金はある。国民一人あたりGNPは三千七百ドルと、サハラ以南のいわゆるブラックアフリカでは最も高い。私の前任地、スーダンでは二百ドル強だったから、アフリカの中ではいかに破格かわかるであろう。街に物乞いの姿はほとんどなく（パリよりも少なく）、インフラもまずまず、スーダンで年中行事だった停電もほとんどなく、電話は一発で通

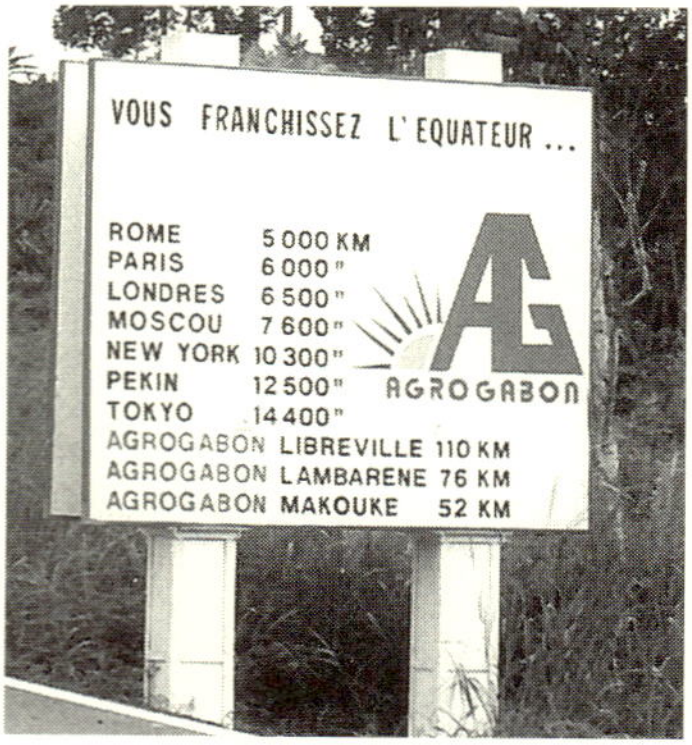
VOUS FRANCHISSEZ L'EQUATEUR ...
ROME 5 000 KM
PARIS 6 000 "
LONDRES 6 500 "
MOSCOU 7 600 "
NEW YORK 10 300 "
PEKIN 12 500 "
TOKYO 14 400 "
AGROGABON LIBREVILLE 110 KM
AGROGABON LAMBARENE 76 KM
AGROGABON MAKOUKE 52 KM
AG
AGROGABON
ガボン　ジャングルの中の赤道標識

じ、携帯電話まである（アフリカの国を訪れるのはこれで七カ国目だが、携帯電話を見たのはここが初めて）。にもかかわらず、保健医療分野に関しては、こういう状況なわけで、平均寿命も五十二歳と短く、これには首をひねるほかない。

大使館員の健診ほか本来の任務を終え、シュバイツァー博士の本拠にしていた病院を訪れた。首都リーブルビルからジャングルの中の道を突っ走ること約三時間半、オゴウエ川のほとり、ランバレネの街に位置し、敷地内のシュバイツァー博士の住居・書斎が博物館として使われ、遺品が展示されている。家を少し下ったところに夫妻の質素な墓があり、こよなく愛したアフリカの自然に包まれて眠っておられた。

フランス私立精神科病院の現状

わが国で紹介されることの比較的少ない、フランス私立精神科病院のひとつを視察する機会を得た。

その紹介の前に、フランスの医療制度について。私立病院には二種類、conventionneとagreeがある。前者は国立病院と同様に、医療費が社会保険（security social）でカバーされる代わり、設備・スタッフ数・給食内容・投薬内容など、日本と同等かそれ以上に行政当局の管理・規制を受ける。収入は保証され経営は楽だが、自由度は極めて限定される。それに対して後者では、社会保険からのカバーはごく一部しか得られず大部分自費診療となる反面、行政当局からのコントロールはほとんど受けずに自由にやれるという違いがある。

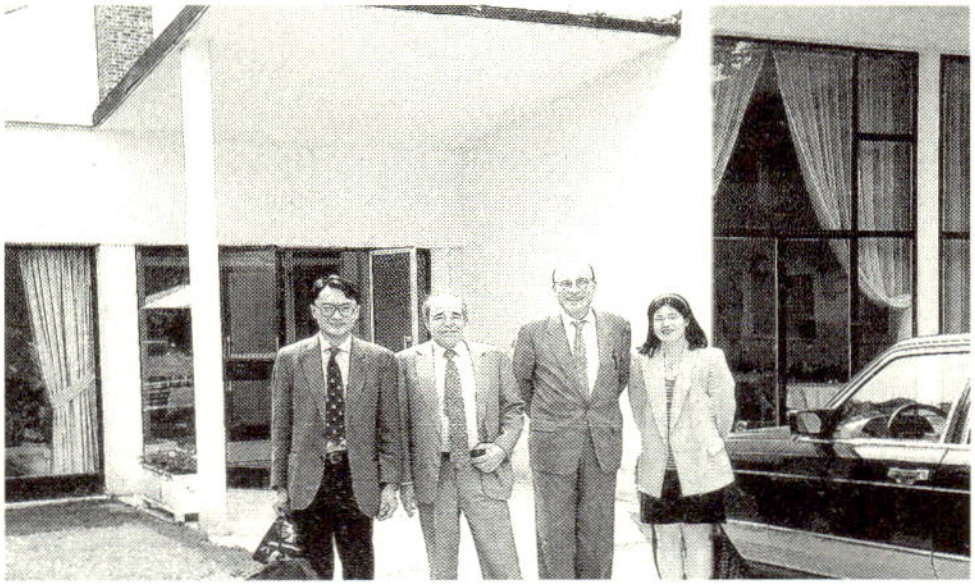
フランス　富裕層向け私立精神科病院

今回視察したのは後者、agreeに属する。パリから南へ約二〇キロほど、オルリー空港の近くビーユボアザン村にある、ビーユボアザン城病院で、その名が示すように、ブルボン王朝時代の古城を利用した病院である。門をくぐりお堀を渡ると、八ヘクタールの広大な領地に由緒正しき建物が目に入る。一七〇〇年、ルイ十四世が側室のモンテスパンのために建てた城で、フランス革命により一旦国家財産として没収されたのち、実業家に買い取られた歴史を有する。病院としてのスタートは一九

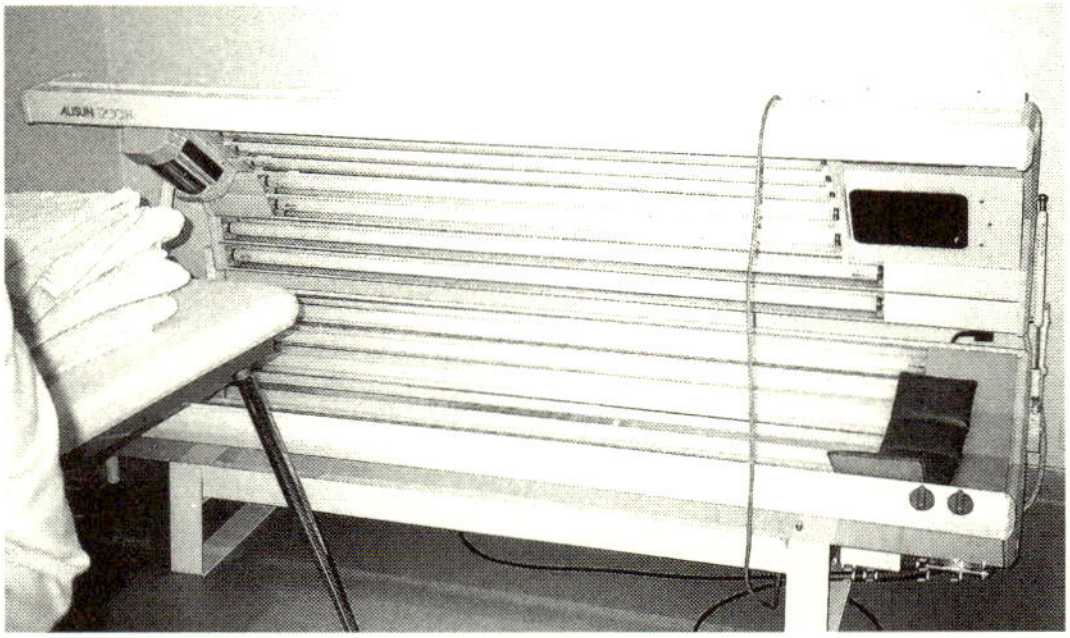

フランス　日焼けサロンの設備も！

六六年で、七十ベッドの単科精神科病院として機能している。病院内を歩くと、その設備の優雅さとゆとりに、我々日本人の持つ精神科病院のイメージとの解離を感じざるを得ない。病室は全室外線直通電話とテレビ（パラボラアンテナも有するから、日本語放送も受診可能）を備える個室（大部分はバス・トイレ付き）で、広々と明るいサロンと共に、一流ホテルを思わせる。建物を出ると、ベルサイユ宮殿と同じ庭師（ル・ノートル）の設計になる美しい庭園が広がり、森（これも敷地内）の散策で心が洗われる。理学療法室・作業療法室に加えてエステティックサロン（日焼け器具付き！）まであり、専門のエステティシャンによるコースが受けられる。さすがグルメの国とうならされるのは患者食堂で、真っ白いテーブルクロスの敷かれたテーブルで、前菜から始まってメインディッシュ（二種類の選択が可能）、チーズ、デザートに至るフルコースが蝶ネクタイ姿のボーイによって給仕される光景には、わが国精神科病院の軍隊式給食風景を見慣れた身には羨望を禁じ得なかった（視察後、隣の医局食堂でランチをよばれたが、同様の本格的フランス料理のコースであった）。

入院患者層はわが国の標準的な開放病棟におけるそれと変わりなく、感情障害、神経症、アルコール依存症、統合失調症などで占められ、薬物療法、精神療法（行動療法を含む）、作業療法、温泉療法、マッサージなどが提供されている。

入院患者の九割はパリ市内からとのことで、パリのストレスに満ちた喧騒を離れて自然に包まれた古城で優雅な入院生活を送れば、治療もはかどろうというものであろう。ちなみに一日の入院費（食費・精神療法・薬物療法込み）は千三百フラン（約二万六千円）、これを高いとみるか安いとみるか、いかがであろうか。

4 （一九九七年　冬）

アルコール依存症のフォローはどこでするか

精神科医も手を焼くアルコール依存症、そのケアに最高の場所と最悪の場所、どこだと思われるだろうか。私はその両方を経験した。

最高の場所、これはもう議論の余地なくスーダン共和国のハルツームだろう。イスラムの掟が厳格に生きるこの国では、コーランが法律である。だから、一般の人々が酒を持っているのが見つかったら最後、たちまち警察に引っ張られてしまう。そして、ムチ打ちの刑という素晴らしく最高の行動療法的アプローチが待っている。

では最悪の場所はどこか。フランスはパリから南へ高速道路を飛ばすこと三時間、ボーヌ(Beaune）という田舎街だと確信する。ブルゴーニュ（バーガンディー）ワインで名高いこの街を歩くと、ワイン屋の異様な多さに驚かされる。「犬も歩けば……」ではないが、本当に五十メートルおきにワイン屋に行き当たる。そしてそれぞれの軒先には「試飲と即売（Degustation et Vente)」の看板がかかる。入っていけば、太っ腹にグラス数杯のワインがふるまわれる。これを五十メートルおきに繰り返したらどういうことになるか、想像はつくだろう。中身は世界に冠たるブルゴーニュワインで即売価格は日本の三分の一だから、財布はさほど軽くならず、車のトランクはいっぱい。だから予後不良になってしまう。

それればかりではない。病院も高校も、町民総ワイン屋の大にぎわいである。オスピス・ド・ボーヌ病院が広大なワイン畑を所有し、そこで醸造されるワインの収益で運営されているとか。その名もズバリ「オスピス・ド・ボーヌ」。「○○病院ブランド(!!)ワイン」といえば実感がわくだろうか。少し街はずれに行くとLycee Viticoleがある。日本流にいうと農業高校ワイン醸造学科となろうか。広大な実習農園でできたワインは年間を通じて即売に出され、校舎の一角を占める酒蔵（ここにも「試飲と即売」の看板がかかっている!!）ではとってても愛想のよい先生が現れて、運動部新歓コンパの上級生よろしく、私のグラスに次々と五杯のワインを注ぎこんだから運転不能、その後三時間分の予定をキャンセルせざるを得なくなったことを記しておこう。

ザイール共和国(当時)の精神科医療

ザイール共和国（注　一九九七年、クーデターにより政権が交代し、「コンゴ民主共和国」に国名変更）の首都キンシャサに出張の機会があり、精神科医療施設の視察をしてきた。キンシャサ中心部から

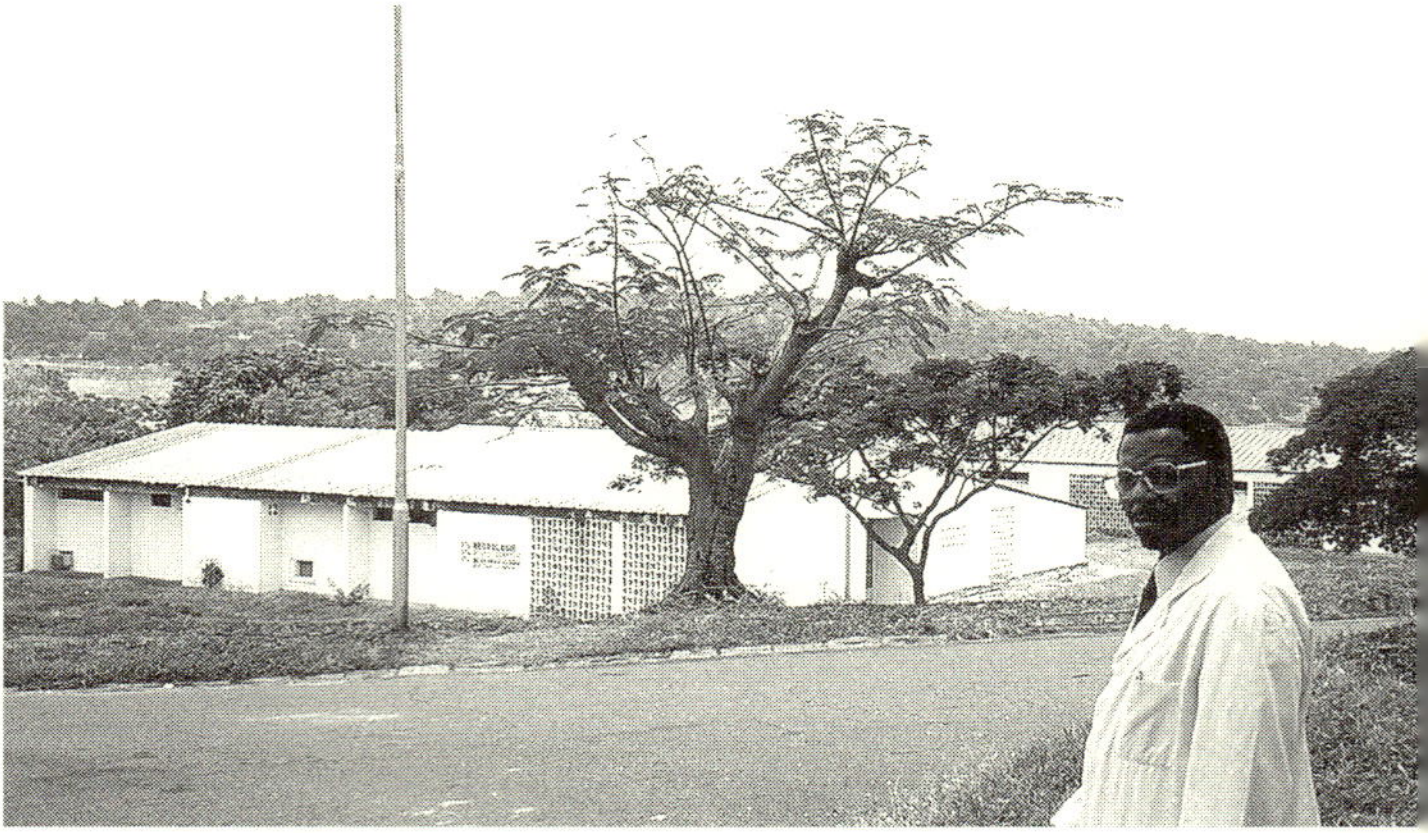

ザイール・キンシャサ郊外、CNPP全景

車で約三十分、丘の上にキンシャサ大学の関連病院、CNPP（Centre Neuro-Psycho Pathologique）がある。精神科、神経内科、脳外科を擁する脳神経系総合施設で、医師数は二十二名（うち精神科医十一名）である。ベッド数は四一七ベッドだが、必ずしもフル機能しておらず、視察時の入院患者数は二一七名であった。病棟の印象は、スーダンと同様、冷房のない病室にガタのきたベッドがぽつりと置いてある殺風景なものだが、閉鎖病棟でも拘束はゆるやかで、患者の表情にはのんびりとしたものが感じられ、外来者の我々にいろいろ訴えかけてくるといったことも見られなかった。医療機器類は旧式のものがほとんどであったが、いずれも整備され、一応の機能は果たしていた。スタッフの服装もきちんとしたもので、少し話した印象では、モラル面でもまずまずのものが感じられた。

視察時には、カザディ教授をはじめとするザイール精神医学界を代表する面々に歓迎いただき、日本（滋賀医科大学、京都大学）に留学経験を有するカエンベ医師の流暢な日本語で、病院のみならずザイールの精神医学の説明をいただくなど予想外の驚きであった。

現在ザイールには精神科医療施設が三カ所（キンシャサに二カ所、カナンガに一カ所）ある。医療費は患者一人あたり、百米ドルから二千米ドル相当であるが、政治的不安定に国家財政疲弊のあおりを受けて国庫補助も減る一方で、苦しい運営を迫られている。薬品類はフランス、ベルギー、南アフリカ共和国などからの輸入に頼っており、ジアゼパムやクロルプロマジン（古くからある、オーソドックスな抗不安薬や抗精神病薬）のような基本的なもののストックは十分あるものの、値が張る新薬の購入は困難で、ＳＳＲＩ（新しいタイプの抗うつ薬）など新世代の薬は望むべくもないようであった。

日本の措置入院や医療保護入院に相当する強制入院のシステムもかつては存在していたが、現在では実質的に

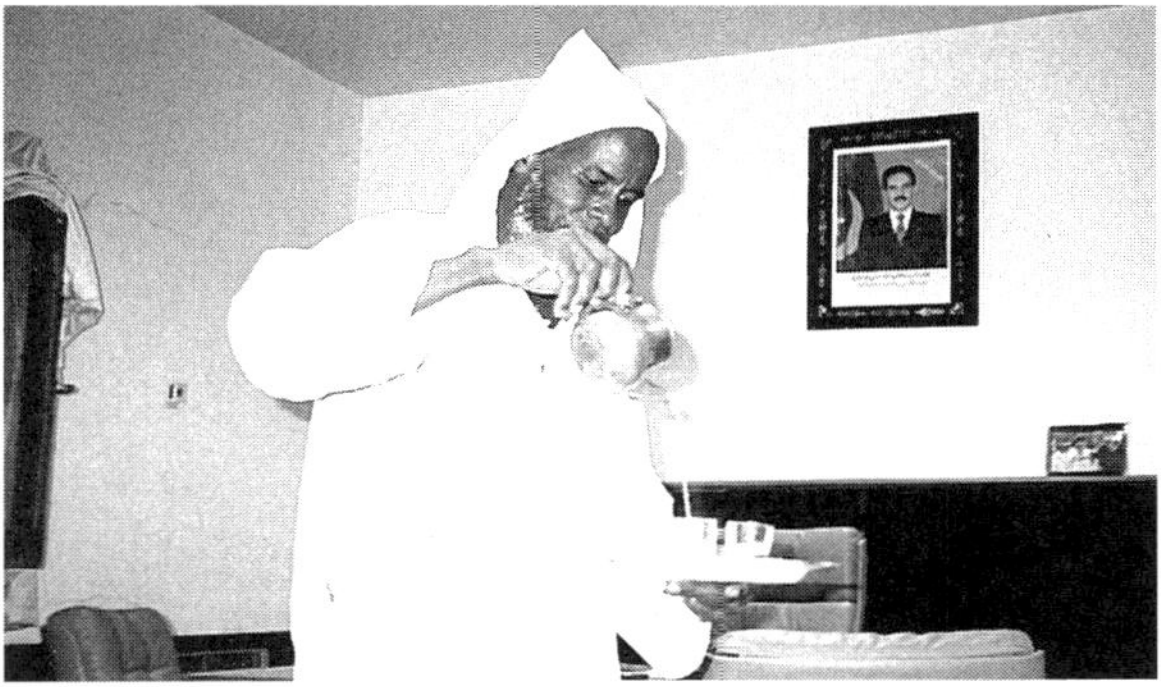

北アフリカのお茶。ペパーミント入りの甘いお茶を名人芸でミニカップに注ぎ込む

機能していないとのこと。

この国の医学部は現在六年制だが、来年度から七年制になる予定。国立大学医学部は三校あり、全部あわせて毎年六百人の新卒者が出る。しかしながら、フランスやアメリカなどの先進国とは異なり、昔の日本のように精神科の人気は今ひとつらしく、昨年度は一人も志望者がいなかったとのことで、これは同業者として悲しむべき現実であった。

全体を通して、比較的高い医師個人の能力と比して、設備面での老朽化・陳腐化が印象に残った。事態の改善には公的助成が不可欠であるが、現在の疲弊した財政状況ではこれも困難であり、現在は一部例外を除いて西側諸国からの低調な援助に期待するしかない。

心的外傷へのサポート

大使館届け出だけで一万六千人の在留邦人が居住し、さらに年中引きも切らず観光客が押し寄せる当地パリでは、事故や事件に巻き込まれる日本人も相当な数にのぼる。一九九五年度の在フランス日本国大使館領事部の邦人援護件数は、実に五百件、五九〇名にのぼる。この中には、テロの被害や性的暴力など、事故や事件の性格によっては心的外傷となる場合もある。

フランスでは、災害精神医療の出動型医療がなされている。重大事件の被害者が発生すると、公的医療機関の精神科医がさっと派遣されて心的外傷のサポートが行われる。ＴＷＡ800便の墜落事故の際、ド・ゴール空港にトラウマ・センターが設置され乗客家族にカウンセリングサービスが提供されたのも記憶に新しい。

負けてもいられないというわけでもないが、大使館でも被害者の初期サポートをすることにした。具体的には、急性ストレス反応やＰＴＳＤなど、心的外傷に関連する資料・症状発生時の案内と本邦の専門医への紹介状ひな型を作成、領事部（邦人保護担当セクション）窓口に常備、重大事件の届け出があった際には被害者に手渡されることとした。さらに、ケースによっては領事の判断でこちらに連絡が来ると、初期カウンセリングなど、帰国までの一時的ではあるがサポートを行っている。

もちろん、こういう仕事の発生は一切ないことを希望しているが、この稿執筆中にもポート・ロワイヤル駅で列車爆破テロ、邦人旅行者負傷の連絡が入ってきた。今夜も忙しくなりそうだ……。

5 (一九九七年 春)

名物はテロリズム

北アフリカのアルジェリアに出張に行ってきた。北は地中海を介してスペインと向き合い、南はサハラ砂漠に続く、アフリカ第二の大国である。石油や天然ガスをはじめとする天然資源に恵まれ、豊かな大地は穀類や野菜類を産する。首都アルジェは北部を地中海に面しているので、温暖な地中海性気候に恵まれて、緑多く、快適な場所のはずである。ところが、現実は世界で最もストレス多き場所のひとつになっている。なぜか。常に、自らの生存そのものが脅かされるから。

この国の報道を見ていると、テロの異常な多さに驚かされる。私の入国した十六日前と十三日前に、それぞれ自動車爆弾が繁華街で爆発し、死傷者多数で周囲の商店は半壊。前日には空港管制塔に迫撃弾が打ち込まれ、出国後も、労組のリーダーや元将軍の暗殺、地方では村ごと襲われる、といった事件が続発している。今年のラマダン（断食月）前後の、テロによる死傷者数は実に三百人超とのこと。オウム・サリン事件級の出来事が、毎週、日常的に発生しているといえば実感が湧くであろうか。さらに驚くべきは、これらが、政府によって新聞発表を許された氷山の一角にすぎず、ニセ検問（警官を装ったテロリストが車を止めて身分証明書の提示を求め、政府職員だったり、敵対勢力だったりと判明すると、その場で頸動脈切除術が行われてしまうらしい）やら、嘱託殺人（いわゆる殺し屋。気にくわぬヤツをこの世から抹消してもらうのにかかるコストがわずか五千円弱ナリ）やらが横行と、治安が良いとか悪いとかいうレベルをはるかに越えてしまった状況にある。

こういう現状に至っている背景には政治的争乱がある。一九九一年、この国初めての複数政党制下での国会議員選挙が実施されたところ、第一次投票でイスラム原理主義政党のＦＩＮが大勝利をおさめ、第二次投票にてイスラム原理主義政権が誕生することがほぼ確実視されていた。ところが、突然、現軍事政権側が政情不安を理由に第二次投票を中止したところから、軍事政権側とイスラム原理主義側が鋭く対

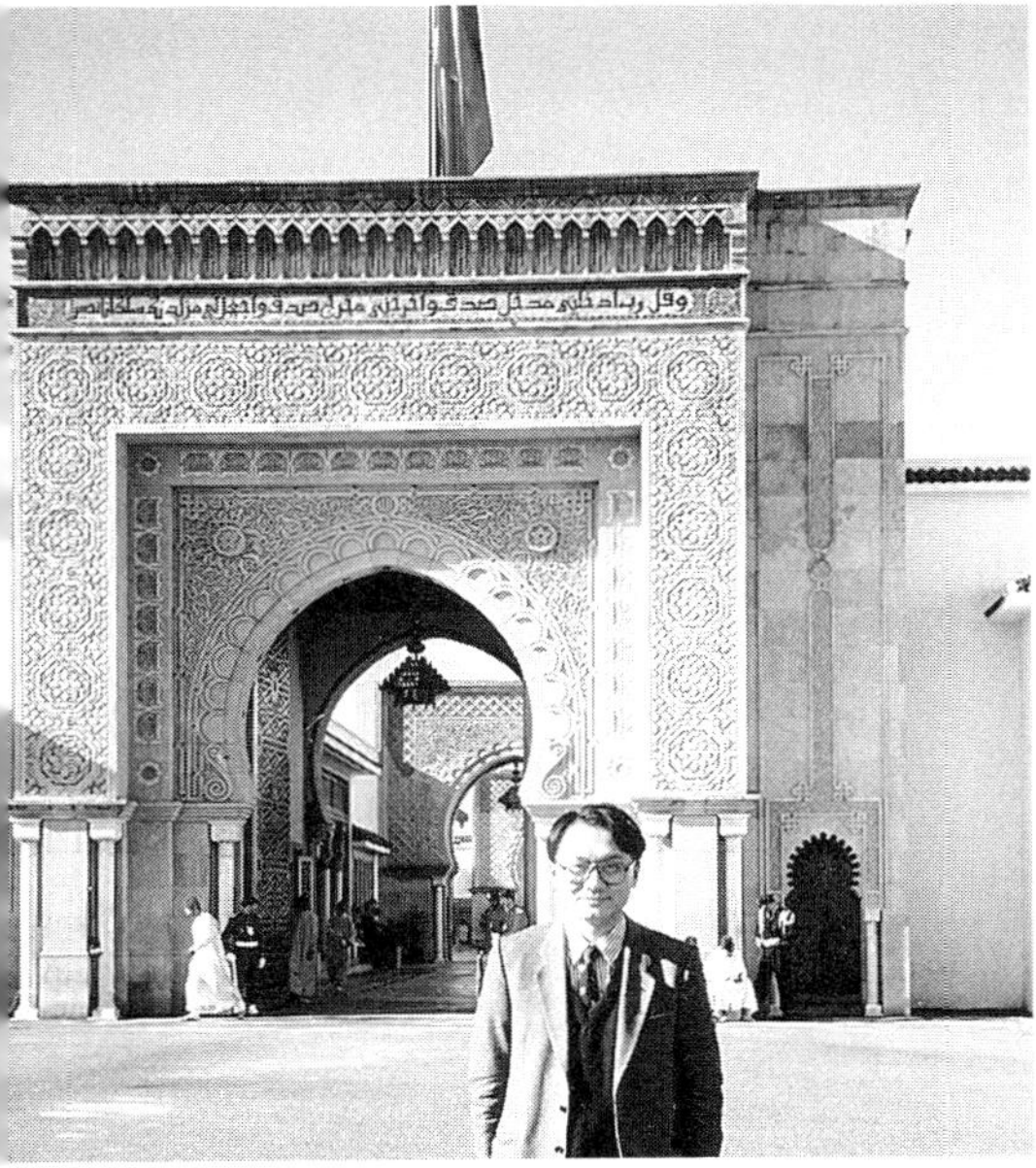

隣国モロッコ王国　ラバトの王宮

立、イスラム過激派によるテロリズムが高水準で推移している。以来、一九九四年のエールフランス・ハイジャック事件、一九九六年のフランス人修道士誘拐殺害事件を筆頭に、しばしば世界中の新聞を賑わしている。

そして、こんな環境下にも、日本国大使館はしっかりと存在し、館員が健気に働いている。ここは、大使館・大使公邸・職員宿舎が監視カメラ付きの塀で囲まれた同一敷地内に建てられているが、先述の特殊な治安状況のため、この敷地内から一歩も出ることができず、休暇で国外に直行する以外、「塀の中」の生活を強いられている。週末も、どこかへ遊びや買物に行くわけにもいかず、時間のつぶしようがないので、結局大使館の自分のオフィスに出てきてデスクに向かうしかない。事実上の週七日勤務体制である。

館員は単身赴任を余儀なくされ、毎食、同じ顔触れで食卓を囲んで、現地人コックの作るクスクスをはじめとする中東料理（選択の自由なし）を掻き込む。飲み屋で一杯やパチンコなど論外、娯楽といえば、自宅に集まってカラオケか、敷地内でテニスラケットを振るぐらいしかなく、ストレスの蓄積度は想像を絶する。売店で日本の菓子を買ったり、家族が気軽に面会に来られたりという可能性もないから、その窮屈度は単科精神科病院閉鎖病棟のそれを、明らかに上回る。ペルー人質事件以来、少しは世間に知れわたるようになってきた外交官稼業の苦労の一端だが、メンタルヘルス面でのバックアップ体制の整備が急がれる。

ところで、現地がこんな状況だから、私の巡回検診出張も少々特殊な行程となる。パリからチュニジア経由（アルジェ空港でのハイジャック以来、エールフランスの直航便は運休されているから、いったん隣国のチュニジアに入り、チュニジア航空で入るという遠回りをしなければならない）（注　その後徐々に状況は改善しつつあり、今ではパリから直行便でアルジェに降り立つことができる）でアルジェ空港に着くや否や、護衛付きの防弾車に押し込まれて、大使館敷地にノンストップで直行、防弾チョッキに銃を構えた門番の待つ入り口を入るや、鉄扉がガチャンと閉まっておしまい。閉鎖病棟に入院となる患者心理がよく追体験できる。塀の中では、全員の検診・カウンセリングと常備医薬品の整理、メンタルヘルスの小レクチャーをする以外の自由時間は食べて寝て軽い運動にダべるぐらいで、帰るまで二泊三日出られない。

そういうわけで、他国ではアレンジをおねだりしている精神科医療施設の視察も、（誇張でなく）生命の危険にさらされるから、当然かなわなかった。

注　これはまだ、九・一一テロもアフガニスタンの騒乱もイラク戦争も起こる以前。今から思えば全体として世界が平和だった時代の話で、アルジェリアの状況は突出していた。

自殺の増加

ラテン気質で楽天的、自己主張の強烈なフランス人を見ていると、「自責的」だとか「自殺」だとかいう単語とはおよそ縁のない人々という気もするが、実はそうでもないらしい。

ここ最近、フランスでも自殺の増加が問題になっていて、一年間の自殺未遂十五万件、既遂は一万二千名という。そのうち若年層（十四〜二十五歳）が未遂四万件、既遂が千五百名という数字になっている。これは、この三十年間で三倍という激増だから、社会問題となってマスコミも取り上げる。自殺の方法は首吊りが多いが、他方、昨年一年だけで、警察官だけで七十名あまりもの多数が自殺、そのほとんどが自分の拳銃を使うという血の気の多さも目立っている。

自殺の原因は孤独、家庭の崩壊、ストレス、将来への不安、などといろいろ取り沙汰されているが、まだはっきりしていない。心的外傷のケアに見られるごとく、メンタルな問題には対応の迅速なこの国のこと、これからどんな対策がとられていくのか、注目してゆきたい。

6（一九九七年 夏）

カメルーン共和国の精神科医療

アフリカ中部、カメルーン共和国の首都、ヤウンデに出張することになった。

ここはアフリカ中央部に位置し、面積四十七万平方キロ、日本のおよそ十三倍の領土をチャド、中央アフリカ、ガボン、赤道ギニアに接している。最初ドイツ移民により開発が始まったのち、第一次世界大戦でイギリス・フランスから攻撃を受け、戦後、この両国の植民地となった。独立は一九六〇年、現在は国民一人あたりＧＮＰは六五〇ドルと、アフリカの中ではまずまずの位置にある。医療事情は、人口十万対医師数八人、平均寿命五十五歳、幼児死亡率千人あたり八十五人と、アフリカ的数字が並んでいる。

首都ヤウンデは、高度八百メートルの地にあるため、アフリカの中では比較的涼しく過ごしやすいが、ネックはマラリアの蔓延で、巡回検診でも、マラリアの予防対策指導に神経を使うことになる。

本来の職務をすませてから、空き時間を利用して精神科医療施設の見学をしてきた。保健省管轄の国立病院、ジャモット病院だが、ヤウンデの市内中心部、放送局の隣という至便な場所に建っているのには驚いた。精神科病院そのものが存在しないガボン共和国、市内からはるか離れたところに位置するコンゴ民主共和国（旧ザイール共和国）といった近隣諸国と比べると、ずっと上等な扱いを受けている印象。病院では流暢な英語を操るタビット・エビー医師に案内いただくことができた。

このカメルーンはかつてフランスの植民地だった部分とイギリスの植民地だった部分があり、それを反映して公用語は英語とフランス語の両方を採用している。全人口一千万人のうち、英語圏に属するのは約四百万人と少数派で、さらに全部で二九六の部族が存在してその部族語が約二四〇種もあって、コミュニケーションに支障をきたすことも多い。首都ヤウンデはフランス語地域に属するため、この病院でも精神科医四名中、英語を解するのは一名のみであり、英語の流暢なタビット・エビー医師に出会えたのはラッキーであった。

この病院で扱う疾患は反応性うつ状態が最も多く、以下、その他のうつ病、統合失調症、ＰＴＳＤ、児童期精神障害（てんかんを含む）の順とのことで、最近、繰り返す家庭内暴力をきっかけにうつ状態となった二例を症例提示していただいたが、いずれも「夫が妻を殴った」「間男の存在に怒った夫が妻を暴行した」という古典的（？）パターンの話で、思春期の息子が金属バットを持って暴れたり、小児性愛などの込み入った話はなかった。社会がそれほど複雑化してはいないということであろうか。

また、小児のてんかん発作では、遺伝的要因か、ほとんどすべての子供がその症状を有する地区も存在するとのこと。また、最近、深刻化する薬物依存の問題についても強調された。大陸に位置して周囲を警備の行き届かぬ国境線で囲まれる上、良港ドゥアラを有するのはドラッグの蔓延には絶好の条件である。モロッコやインド、それに隣のナイジェリアから入ってくるカンナビスは学校で流行し、さらには南米からもコカインが入ってくるという。アフリカらしいのは、森の中で、(南米式のカルテルではない)普通の農民がアルバイト気分でちょっと栽培して街に売りに来るケースもあるとか。

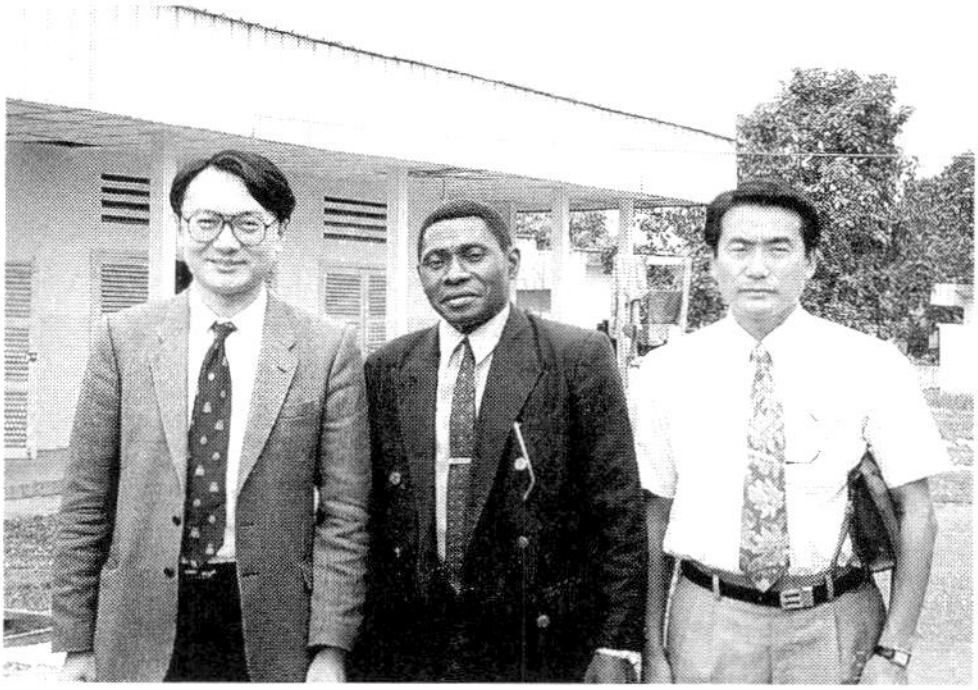

カメルーン共和国ヤウンデ市、ジャモット病院にて

病院は、先述の四名の精神科医のほか、各病棟に看護師長がいて回診時に精神科医にフィードバックを行うシステムなのはどこでも同じであるが、臨床心理士、ソーシャル

ワーカーがいて、職種間の職務分担がはっきりし、お互いの領域に入ろうとしないのは印象的であった。これも旧宗主国の影響であろうか。

心理職の新しい使い途―エールフランスの珍商売―

当地にはエールフランスという国営航空会社がある。国営、すなわち「親方トリコロール」だからちょっと無愛想だったりして、日本の旅行雑誌の人気投票でも今ひとつだが、国営ゆえおっとりしていて、時々、ユニークなことを考えついて楽しませてくれる。

ある日、ふと営業所カウンターを見ると、「ご自由におとりください」と、ちょっと奇妙なパンフレットが積んであった。「飛行機を飼い慣らそう―航空ストレス克服法」なる見出しが目を引く。一枚もらって中身を見ると、マリークロード・ダンタンというエールフランス専任心理士が責任企画する、飛行機恐怖症の人間のための克服講座らしい。

まず、心理士によるカウンセリングがあり、個々人の不安の明確化、航空旅行のどの要素に不安を感じるのかを明らかにする共同作業が行われる。次のステージではパイロットとの懇談があり、受講者からの質疑応答を受け付ける。「飛行機の仕組み」「どうしてこんなに重いものが飛ぶのか」「エンジンが故障したらどうなるのか」「乱気流は、危ないものなのか」といった質問に答えてくれる。これら座学が終わると、何と半日間の実習（！）が引き続く。パイロット訓練用のシュミレーターに連れていかれ、再び心理士のブリーフィングのあと、離陸とあいなる。そして、「シュミレーターの『特殊効果』を使います」とある。この「特殊効果」とは、乱気流、豪雨、落雷その他のシュミレーションとのことで、丸半日、心理士付き添いで、乱気流や豪雨や落雷で振り回されていれば、絶好の行動療法になるのは受け合いである。そして、受講者は、次回の出張からは安心して堂々とタラップを踏めるようになるということだろう。

この講座、一回に最大五名までの少数制で、一人二千フラン（約四万円）なり。利用施設はすでに存在するものばかりで新規投資なしだから、なかなか良い商売である。この国に暮らしていると感じることだが、フランス人の発想のユニークさにはしばしば感心する。

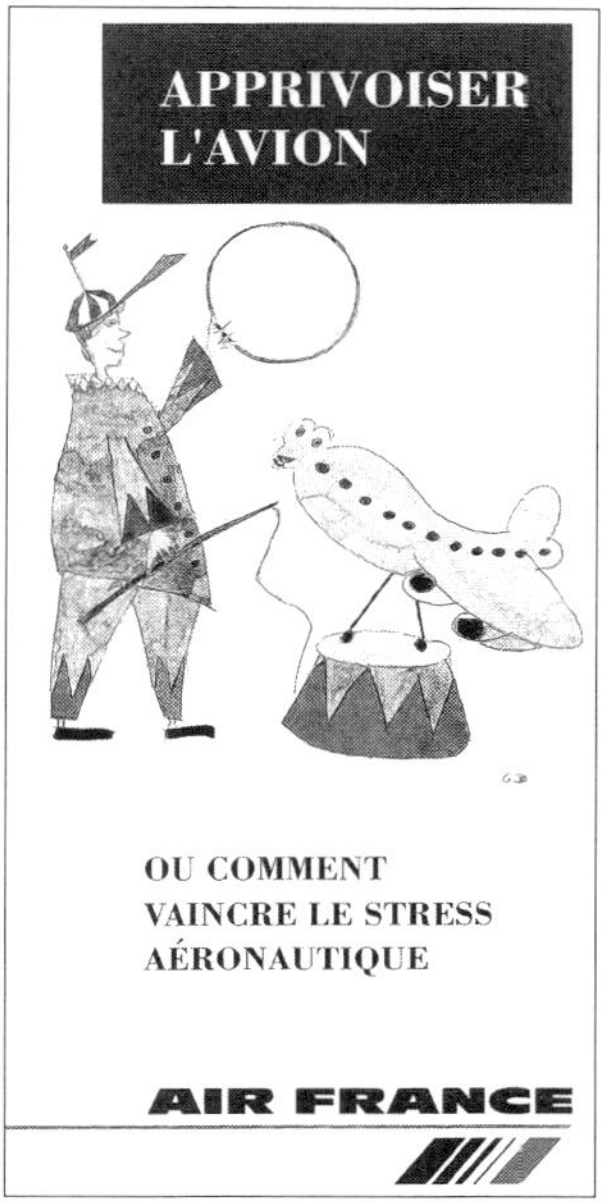

エールフランス・航空ストレス克服講座のパンフレット

7（一九九七年 秋）

日本・フランスの「弱者（身体障害者・乳児）への優しさ比較」

今年のバカンスは、精神保健指定医更新講習をはさんで約一週間ほど帰国。四月に日本で誕生したばかりの長男と、パリで約一カ月を過ごす予定の妻の両親を引き連れて戻った。このうち、義父は昔の事故プラスアルファで身体障害者手帳二級をもち、車椅子が欠かせない。つまり、「車椅子の障害者」と「三カ月の乳児」を連れて日本を出てフランス入国、パリおよび地方都市を歩き回ったわけである。この間、身障者の目で日本・フランスの諸施設を再点検することができたので、紹介する。

□新幹線とTGV

日本とフランスが世界一の座をかけてしのぎを削っているものといえば、まず思い浮かぶのはこれであろう。車両設備、これは文句なく日本側が勝ちである。「ひかり」編成では11号車東京寄りに身障者用個室があり、完全に外と仕切られる。約一畳ほどのスペースを介護者と二人だけで占めることができ、気兼ねがいらない。列車とホームの間に段差もなく、車椅子の乗り入れも比較的容易である。それに対しフランスTGVでは、11号車（1等車）の車端部に車椅子が固定できるシートがあるのみで、個室にはなっていない。ホームは低く、車内に入るのに二段のステップを昇らねばならない。

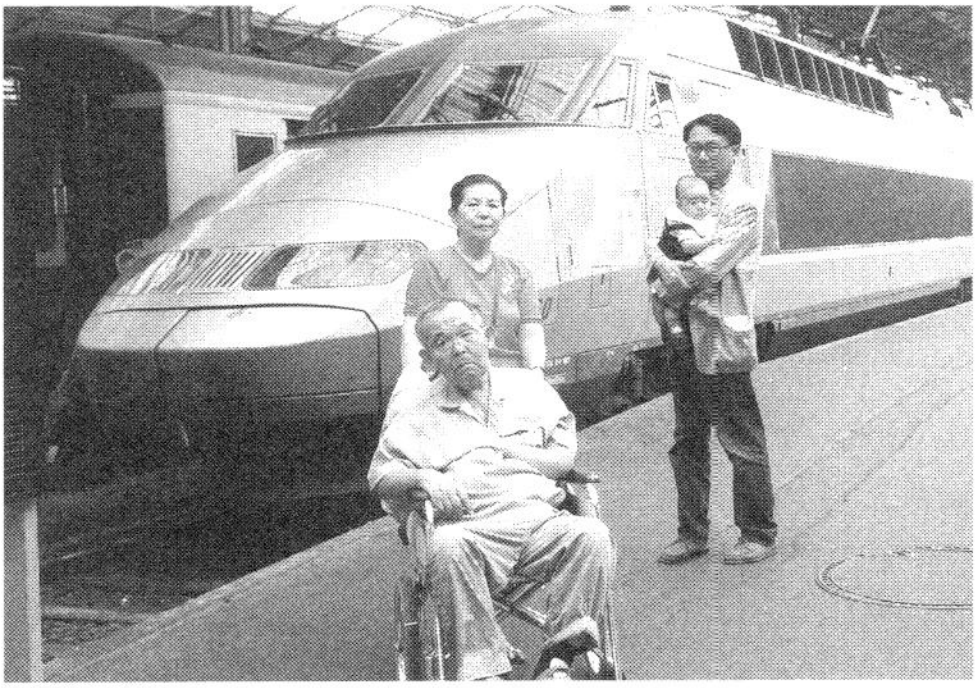

ツール駅ホーム。駅入り口からスロープのみ、段差なしで車両入口まで行ける

ところが、駅の設備となるとフランス側に軍配が上がる。高架式の駅がほとんどで、駅員の助けを借りずに駅入り口からホームにたどりつくのがまず不可能な構造の日本に対して、フランスでは地方はほとんど地上ホームだし、パリの始発駅のモンパルナス駅では、駐車場の障害者マークのところに車を停め、隣のエレベーターに乗れば、もうそこはホームと同一平面、五十メートル先には電車が停まっている。

支援体制については互角といえよう。我々の利用した岡山駅では、あらかじめ連絡を入れておき、発車一時間前までに駅長事務室に行けば、係員が待機していて、荷物用エレベーター二台を乗り継いでホームに連れていってくれる。関西空港行きの出る新大阪駅では、その発車ホームへはスロープもエレベーターもなく、階段部分でお手上げとなるところだが、発車二十分前までに駅長事務室に行けば（予約不要）、四人がかりで車椅子を持ち上げて階段を昇ってもらえるから、とりあえず大丈夫。パリのモンパルナス駅でも、予約不要で当日、障害者マークの掲げられた中央案内所に行って申告すれば、赤いTシャツ姿のポーターが、車両入り口の段差もエイヤッと持ち上げてくれる。チップをあげると愛想が良くなることはあるにしても、基本的に無料。

　料金面での優待度は、フランスの圧勝、比較にならない。JRは身障者手帳提示で本人と介護者一名の普通運賃が半額になるが、特急料金は割引なしだから、結局総額では二割程度のディスカウントと、シブいことこの上ない。そのほかの同行人は、子どもを連れようが赤子を連れようがビタ一文まけてくれない。それに対して、フランスでは特急料金を含めた総額の半額になる。また、○歳以上十六歳以下の子どもがいる場合、四四四フラン（九千円弱）払ってカルト・キィウィ（当時）なるカードを購入すると、一年間何度でも、同行の大人四名（家族である必要もなく、赤の他人でもＯＫ!!）まで半額になる。結果、我々一行（身障者一名、乳児一名、健常者の大人三名の計五名）が要する費用は、大人二名分ですんでしまう。

□美術館

芸術の都、パリの美術館。展示品が一流なのは言うまでもないが、「弱者への優しさ度」はピンからキリまで、予想外のバラエティーであった。

ピカ一はセーヌ左岸のオルセー美術館。ミレーの「落穂拾い」ほかで有名なここは、巧みにデザインされた障害者専用エレベーターで、誰の助けも借りることなく全館スムーズに移動できる構造になっていて、障害者用トイレもわかりやすい。スタッフの案内・援助も流暢な英語でスマート、申し分ないが、その助けを借りなくとも独力で動けるほど、ハード面も充実している。

ところが、セーヌ川を対岸に渡ってルーブル美術館に行くと、これはもう、どうしようもない「ダメ美術館」である。ガラスのピラミッドの入り口まわり、せりあがりの舞台のような障害者用リフトだけ見ると感心しそうだが、ドノン翼、シュリー翼と中に入っていくと悲惨。施錠されたエレベーターの近傍に職員の姿は見えず、トイレもなぜか閉鎖。さらに、「目玉商品」のひとつ、ミロのビーナスにご対面するには階段しかないらしく、スタッフに「ミロのビーナスに行きたい」と言ったら、両手を広げて「オー・ノー！」と言ったそうである。結局、美術館とは何の関係もない、スペイン語を話す観光客の一団が手伝ってくれて到達できた。

さらに、ダメ美術館といえばもうひとつ、十六区はブーローニュの森近くの閑静な高級住宅街の一角に位置するマルモッタン美術館。「睡蓮」をはじめとするモネの秀作で名を馳せる。ここにも、入り口の階段手すりには車椅子昇降機が目につくが、それ以後はエスカレーターもエレベーターもなく、結局観覧可能なのは一階部分のみ、全館の半分だけであった。さらにベビーカーも持ち込み禁止になっていて、乳児を手で抱かねばならず、付き添いの困難に拍車をかけた。これでは、モネも草葉の陰で泣いていることだろう。

□その他の施設

パリ郊外のベルサイユ宮殿、ここは何とか合格点。門のところで障害者である旨告げると、車を入場させてくれて、石畳の広大な広場を横切って宮殿の身障者入り口まで行ける。宮殿に入ると、身障者用エレベーターで二階に上がり、「鏡の間」をはじめとする各部屋を見て反対側のエレベーターで降りてくると、すぐに出口、という仕組みになっている。観覧可能なのは二階だけだが、これで見どころの九割以上はカバーされるから、とりあえず問題はなかろう。

セーヌ川のクルージング船、エッフェル塔の前から出ているバトー・パリジャンも親切設計で、駐車場から船側までスロープ完備だし、乗下船時には、船員が丸太のような腕でひょいと車椅子を持ち上げて乗せてくれる。

同じ交通機関でもいただけないのは、メトロ（地下鉄）。エレベーターは皆無に近く、エスカレーターがあるのもごくわずか。大多数の駅には階段しかなく、最初から利用対象外である。日本の地下鉄もいろいろ足りないが、まだましではなかろうか。

□まとめ

フランス国内の「弱者への優しさ」度、施設によって、優秀なものとダメなものに二極分化しているというのが実感であった。観光客相手と地元相手、国営と民営、大規模と小規模といった分類では説明つかず、結局、それぞれの当事者の自覚というか意識に任されているのが実情のようであった。

総合評価、プラスマイナスすると、日本と互角か、いくぶん良い程度で、北欧福祉国家のようにはいかないようだ。

8 （一九九八年　冬）

ガボン共和国の医療、見てある記

中部アフリカのガボン共和国へ巡回検診の出張に行ってきた。首都リーブルビルを訪れるのはこれで三回目ともなると、本来の出張業務もルーチン的につつがなく終了するようになる。

ところで、こういったアフリカの途上国へ出張に出かけ、業務以外の時間の過ごし方はといえば、案外単純である。アフリカ全体、ほぼどこへ行っても、治安の問題は常について回る。三日に一度は爆弾が破裂したり、村中皆殺しになったりするテロリスト天国アルジェリアあたりに比べればまだましではあるものの、この国でも、夜間、大通り以外の場所へ外出するべきでないのは言うまでもない。だから、命が惜しければ、夜の街を楽しむなどというのはないわけだし、わずかばかりの博物館や教会などの見所は、三回目ともなると場所まで頭に入っている状態になってしまう。すると、定番は、医療事情視察というのが自然な回答になってくる。

今回は、この国唯一の大学医学部を訪れることができ、とても興味深かった。リーブルビル郊外に存在する、オマール・ボンゴ大学である。オマール・ボンゴとは、一九六七年以来、三十年間にわたりこの国の支配者の地位にある大統領の名前である。わが国にも医科大学の名前に冠されている人名は、聖俗あわせて、北里さん、藤田さん、川崎さん、マリアンヌさんの四名になるが、こちらは、唯一の国立大学に現職大統領の名前だから、かなり趣を異にする。

訪れたときには、ちょうど学生の試験中であった。大講堂に全学生が集まり、ペーパーテストに取り組んでいるところを、医学部長の案内で吹き抜けの上から視察する格好となった。真剣に格闘する学生たちの横を、真面目に目を光らせながら行ったり来たり、文字どおり監督をする教員がいる一方で、持ち込んだ書籍から顔を上げず自分の世界に浸る教員もいたりと、日本とまったく変わらない光景は微笑ましかった。

わが国と異なるのは、ほぼすべての答案用紙が、エッセイ・記述式で、五択式や穴埋め式は皆無なことであった。マークシート式答案の採点機の設備がないこともあろうが、むしろ、旧宗主国フランスの医学教育の影響が大きいのではと思われた。現に、教科書も、ほとんどフランス語のものが使われている。

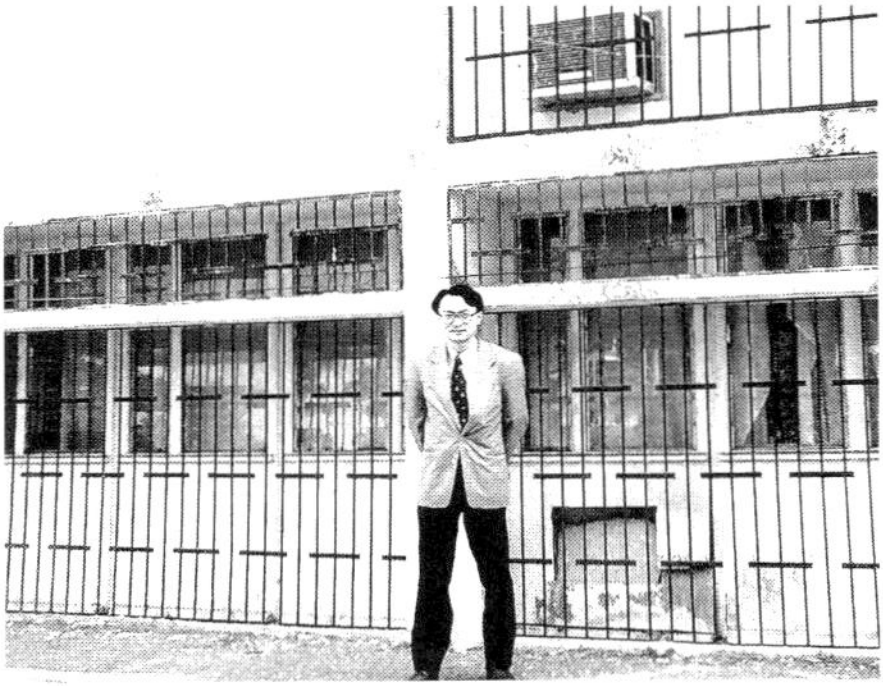

ガボン　オマール・ボンゴ大学

ここで出される学位は、「アフリカとマダガスカル共通のもの」（医学部長談。ただし、これは旧フランス植民地の数ヵ国の共通、という意味と思われる。現に、私の前任地スーダンでは、アフリカとマダガスカル共通の学位なんて話、いっさい聞かなかった）で、これらの国の医学部で学位を得た者はここで教壇に立てるし、逆も同じで、人材交流が容易にはかれるとアピールしておられた。

次に訪れたのは、大使館員もときどきお世話になるフランス人、バレリー医師のクリニック。当地に根を下ろし、地道にプライマリケアを運営されている方で、見るからに優しい瞳をしておられる。最初フランス人医師のクリニックと聞き、白人相手かと想像したが、その待合室は白・黒・黄とあらゆる色で大盛況であった。フランスと同じ医薬分業制で、ここでは処方箋をもらうだけのはずだが、診察室の薬棚には各種の医薬品が並んでいる。聞くと、ここに並んでいるのは薬屋から提供を受けたサンプル類などで、貧しくて（処方箋だけ出しても）薬が買えない患者に提供するために用意してあるとのこと。こういうメンタリティで、富から貧まで、あらゆる層から親しまれ慕われているのであろう。アフリカのフランス版赤ひげ先生、頭の下がる思いである。ともすれば、旧植民地における旧宗主国の人間と聞くと、傲慢・横柄といったステレオタイプを抱きがちだが、こういう方もおられるから、暴動も起こらず安定するのであろう。

サッカー場の怪

一九九八年、フランスで開催されるサッカー・ワールドカップ、日本の出場も決まって、実際、六月から七月にかけて、大勢の日本人が押し寄せてきた。しかし、長期在住日本人の中には必ずしもサッカー場に足を運ばない人間も多くいた。

その主会場となる、パリ郊外サン・ドニのサッカー場は、今や完成間近で、その雄姿を現している。ド・ゴール空港から市内に向かう高速道路に面しているから、空港バスか何かからご覧になった方もおられると思う。今、この土壌汚染の問題が深刻化している。

実は、ここは以前、仏ガス公社（ＧＤＦ）と石油会社の工場があったところで、お決まりの猛毒化学物質、シアン化物やタール、ベンゼンといったものが排出されていて土壌に染み込み、汚染地下水が溜まっているらしい。人類・環境保護協会「ロビンフッド」によれば、大雨や増水による地下水層の急上昇や、夏の気温上昇による有害なガスの発生が懸念されるとしている。スタジアムの建設会社は、ガスを逃がして処理するシステムを設置したが、これも、地下水が急上昇すると作動しなくなる可能性があるとか。

さらに、このサン・ドニ地区を含むパリ北郊は、治安状況が芳しくないのでも有名である。空港から郊外電車で市内に向かうと、途中、スプレーでの落書が目立つし、電車への投石による遅延も多いと聞く。

サッカー場の外は治安問題、中は毒ガス攻撃と、命がけである。どうかご無事で事故なく、と祈るほかない。

注　ワールドカップフランス大会はフーリガン関係でいくつかの騒乱もあり、日本人を含むケガ人の発生が見られたものの、サッカー世界大会としては標準的な線で何とか終了した。

9（一九九八年　春）

ポルトガル共和国の医療事情

ヨーロッパの西端ポルトガルのリスボンに出張してきた。ここはＥＵに属し、「先進国」の看板を掲げる国であるが、その医療事情については、イギリス・フランス・ドイツなど、ＥＵに属する他の国に比べると見劣りも否定できず、通常、途上国を中心とする、医務官の定期巡回検診先のひとつに指定されている。

一応「先進国」の看板を掲げるこの国に赴任すると、わが日本国外務省もここを「先進国」と見なしているから、健康管理休暇ほかの途上国勤務者に与えられる特典も、当然何もない。パリやニューヨークなどと等しい環境で、何の心配もなく生活できるでしょう、との扱いだが、現地の館員たちの声を聞いてみると、現実は異なるニュアンスが伝わってくる。ある館員は、近年発展著しい、アジアのある国（分類上、先進国には入っていない）から転勤してきた。先進国に転勤できると喜んで赴任してきた彼の子供がある日発熱して、この国の高級病院と目されるところに行ってみたところ、老朽化した病棟で受けた待遇は彼をいたく失望させたらしく、「病院の清

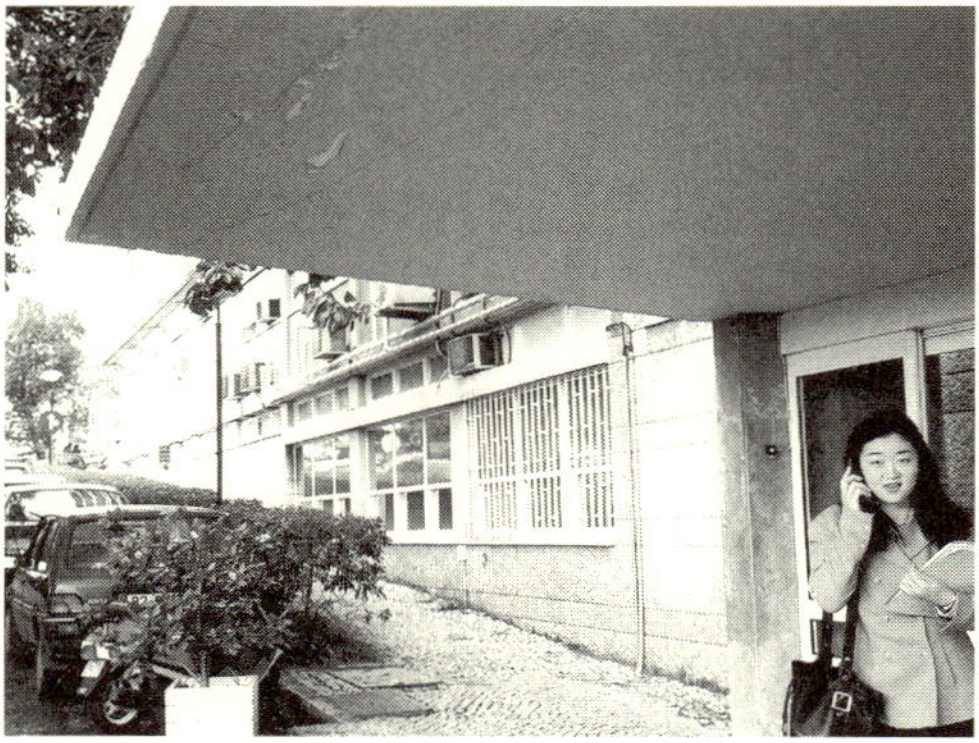
ポルトガル赤十字病院

潔度、施設、医者のレベル、看護師の親切さ、どれひとつとっても（先進国には入っていないはずの）A国のほうが上でした」とため息まじりに語ってくれた。

この類のエピソードが重なり、地元での受診にはあまり積極的になれずにか、例年、地元病院に委託して行っている、定期検診（X線および血液検査、便検査）は、一九九七年度には館員・家族あわせて二十人中わずか四人しか受診者がなかった。さらに、その四人に送られてきたレポートには、肝機能やコレステロールやらの値が、ただ（基準値の記載もなく!!）並んでいるだけで、自分の値が正常なのか異常なのか、さっぱりわからないシロモノだったそうである。

こういった話を聞くと、好奇心がわいてくる。そういうわけで、現地病院のひとつ、ポルトガル赤十字病院の視察をアレンジしていただいた。

リスボン市内に位置するこの病院、多くの国の赤十字病院同様、総合病院で、総合診療科・循

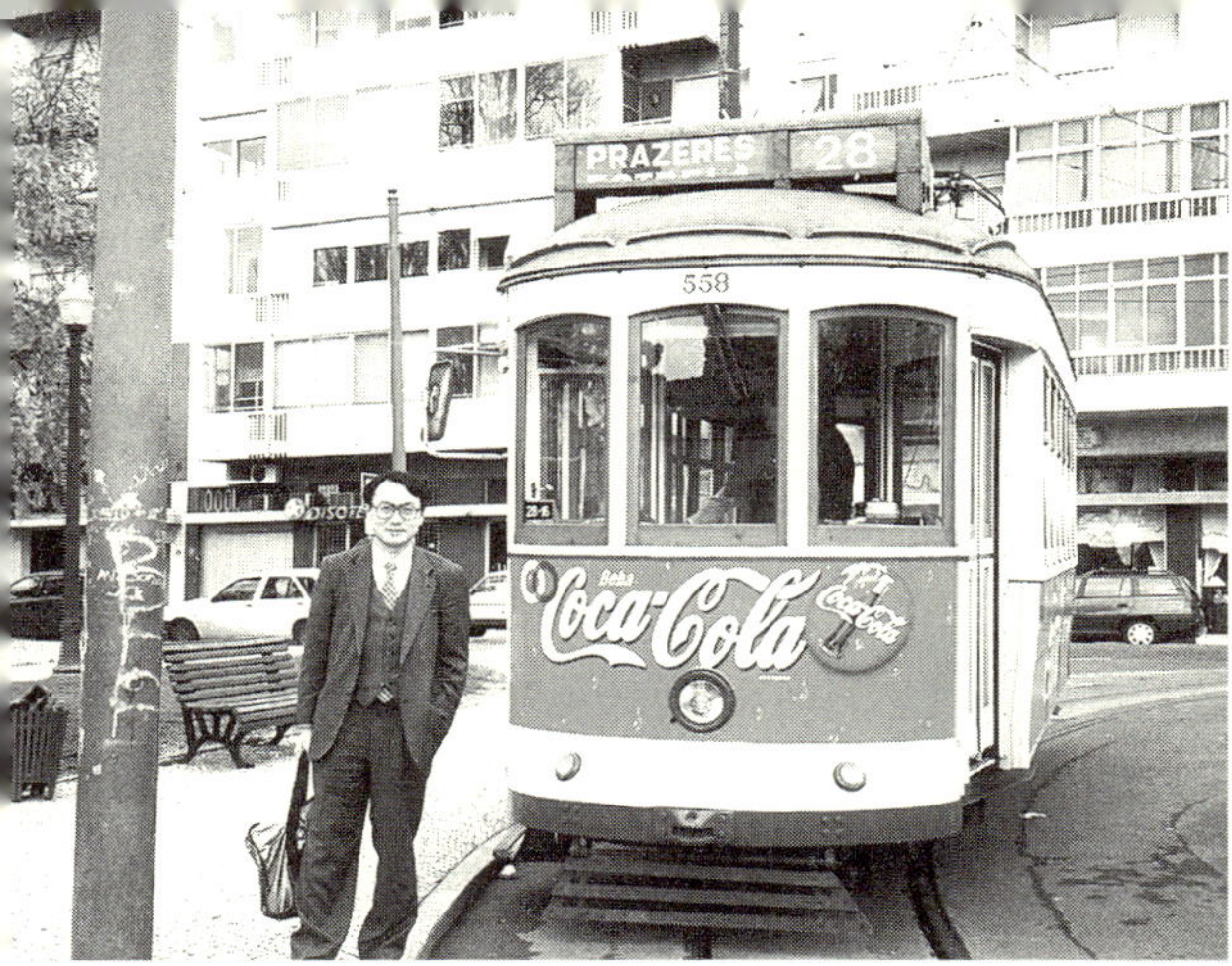

ポルトガル共和国　リスボンの市電

環器科・心身医療科・内分泌糖尿病科・消化器科・腎臓科・一般外科・神経内科・産婦人科・整形外科・耳鼻科・小児科・リューマチ科・泌尿器科・検診科を有する（ちなみに、心身医療科は、週三回だけの非常勤で、訪問時には開いていなかった）。

日本の赤十字と異なるのは、医師のリクルートの仕方で、オープンシステムを採っている。応募者から提出された履歴書をコミティーで審査、面接を経て通ると、院内にオフィスが与えられ、独立して診療を行うというもの。レジデントや研修医を採って、若手医師の養成をするといったことはやっていない。

パリでは、これは、私立高級病院のシステムである。聞いてみると、この病院を受診する層も、一般庶民よりは裕福な層であるとの回答で、この面からも日本とは事情が異なるようである。（日本赤十字が、「健康保険は受け付けません。当院では自費診療で払っていただけるリッチな方だけを相手にいたします」などと言い出したら、暴動が起こりかねない）。

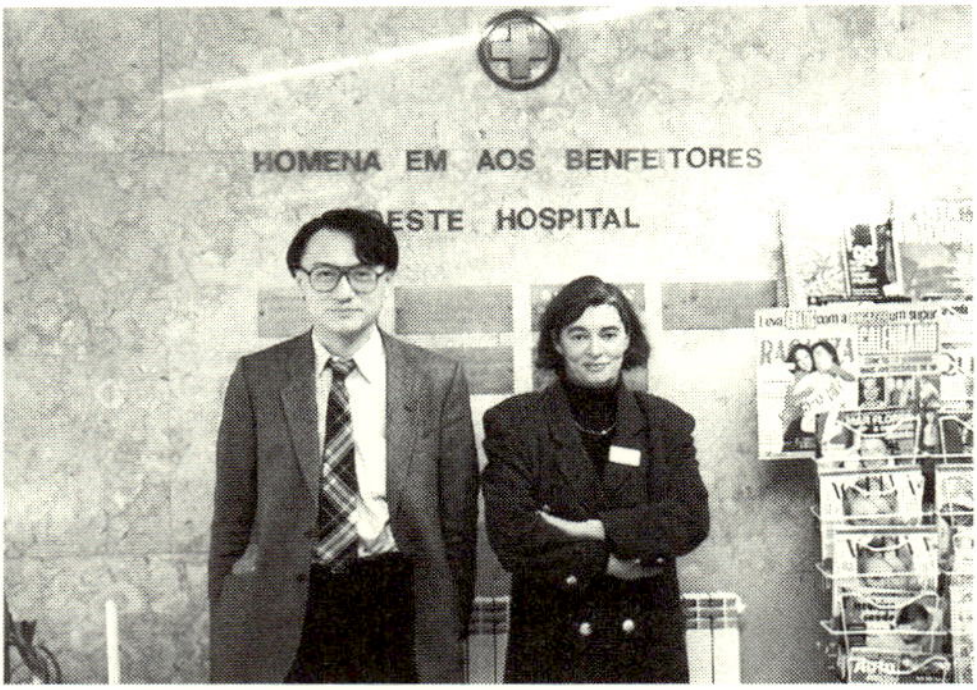

ポルトガル赤十字病院ホールにて、広報担当マダム・イザベルと

広報担当のマダム・イザベルに案内してもらって見て回った院内の様子はしかし、パリの高級私立病院（たとえば、パリ・アメリカンホスピタル）に比べるのは少々かわいそうな印象であった。一九六五年創立の内装はくたびれ、廊下には、椅子にありつけない外来患者が立って順番を待っていて、アメニティーの発想（受診者の快適、満足を考える）はあまり感じられない。放射線室には旧式の機器がぶら下がりといった具合で、一九七〇年代から八〇年代のわが国の病院の平均的風景といったら、ぴったりくるであろうか。ただ、そこで働くスタッフたちの表情は何かゆったりのんびりとした、人の好いものが感じられて、日本・アメリカ・イギリス・フランス共通のカリカリしたものは伝わってこず、診てもらうほうも気分的に落ち着きそうな印象であった。

検診部長との面会では、先述の、基準値の記載がなくわけのわからない結果通知書の改善を申し入れると、人の好さそうな出っ歯の検診部長からはいとも簡単に「ＯＫ、ＯＫ」との返事が返ってきた。外国人の大使館医務官がやってきて、申し入れて、そんな簡単にふたつ返事で赤十字総合病院の検査用紙が改訂されるものだろうか。その答えは一年後に見るしかないが、イベリアのラテン気質はよくわからない。

ところで、ハード面に戻り、このリスボンの一流病院のくたびれた印象はどこから来るのだろうか。ポルトガルの経済状況は、と見ると、国民一人あたりGNP九、七四〇ドル（当時）は、日本の四分の一、フランスの二・五分の一しかない。他方、この値はカンボジアの三十六倍、エチオピアの九十七倍でもあり、世界中では「もっとも貧しい国」のうちには入らない（統計数字は、いずれも外務省外務報道官編『世界の国一覧表九七年版』世界の動き社刊による）。

この微妙な地位がカギになりそう。この経済状況では、フランスや日本並みの医療施設というのはやはり困難であろうし、他方、国民一人あたりエチオピアの九十七倍稼ぎのある国にODA供与として最新施設の病院やCT、MRIをプレゼントしてくれる国もない。さらに、この国はほかの国の植民地になったこともないから、西アフリカの国々のように、旧宗主国がコントロールと引き替えに何らかのてこ入れを図る、なんてことも、もちろんない。だから、エアポケットのようにとり残された状況になっているのであろうか。

だが、リスボンの街を歩いて感じられるのは、必ずしも大航海時代の過去の栄華だけではない。

初めてこの街を訪れた一九九一年に比べて、地下鉄ははるかに延び、日本の明治村に走っているような路面電車も流線型のかっこ良いものに少しずつ置き換わりつつある。そして万博に向けて、あちこちでつち音高く工事が行われている。この国は確かに前に進んでいる。だから、医療事情も、少しずつでも日本・アメリカ・イギリス・フランスの水準に近づいてくることを期待して、エールを送りたいと思う。

10（一九九八年　夏）

ザイールからコンゴへ

私事で恐縮だが、私の外交旅券（パスポート）の一五ページには、ザイール共和国大使館（Ambassade de la Republique du Zaire）発行のビザが押されている。さらにめくっていくと、S―七ページ（パスポートの査証欄が最終ページまで一杯になると、専用のページ綴りをくっつけ公印を押して、ページを増やすことになっていて、これを増補という。この増補部分は、ページ番号の前にSをつけ、S―一ページから始まる）には、コンゴ民主共和国大使館（Ambassade de la Republique Democratique du Congo）発行のビザが押されている。

ところで、この「ザイール共和国」と「コンゴ民主共和国」、実は同じ場所を指すのである。かつて、ベルギーの植民地であったこの国は、「ベルギー領コンゴ」と称されていたが、モブツ前大統領の政権時に「ザイール共和国」と改称されていた。

ところが、前年発生した内乱により、カビラ議長（のち、大統領）率いる一派が当時の政府軍に対して勝利をおさめ、モブツ元大統領を放逐して新政権を樹立した際に、国名を「コンゴ民主共和国」に再変更した（ちなみに、川ひとつ隔てた、ブラザビルを首都とする隣の国は「コンゴ共和国」である）。

それに伴い、私の出張先は、地理的には以前と同じ東経一五度二六分、南緯四度二三分の位置であるにもかかわらず、パスポートには違う国名のビザが押され、また、乗り入れ航空会社も変わったので、パリから直行ができなくなり、従来より何時間も早起きして、わざわざスイスかベルギーまで出向いて乗り継がねばならなくなる、という変化が生じた。

内乱を隔てて、一年半ぶりに訪れた首都キンシャサの街はすっかり落ち着きを取り戻し、一般治安も回復傾向にあった。街のあちこちに、カビラ現大統領の巨大な肖像画が目立ち、新たに制定された青地に星が並ぶ国旗のステッカーを誇らしげに貼った車が増えたのが目立つが、少なくとも表面的には思ったほど変化は大きくない。しかし、店の中に入ると、商品の入荷は心細くなり、日常生活必需品や食料の供給もコンスタントにはいかなくなったそうで、現地に在住する日本人の方々の苦労がしのばれる。

今回は、国連ビルの一角、ＷＨＯのコンゴオフィスを訪れた。そのトップは、ニジェールの厚生大臣の経歴をもつ、アブドゥ・ムーディ医師、恰幅のよい紳士である。オフィスで、また、ディナーの席で、医療事情ほか語ってくれた話は興味深い。

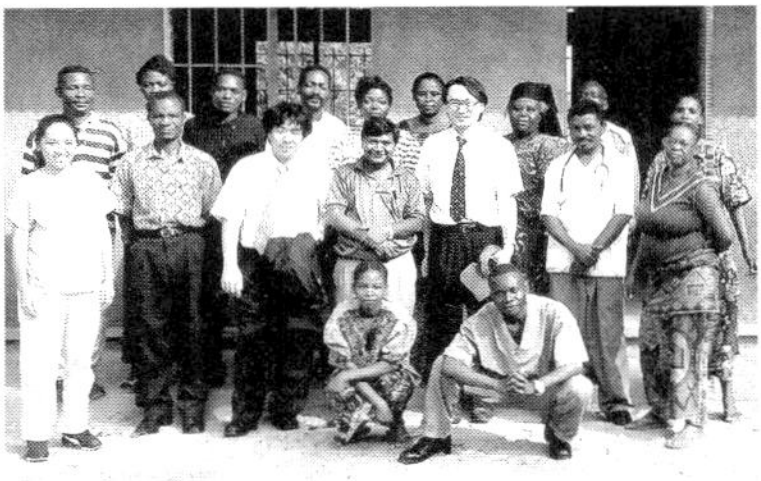
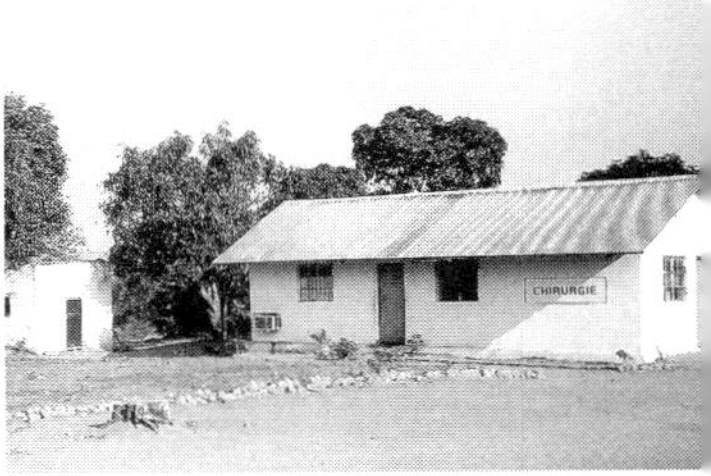

コンゴ民主共和国　日本のAMDAが協力するキンシャサ郊外の病院とスタッフ

この国では、かつて一九八〇年代までは、保健制度はよく整った国であったが、一九九一年の暴動で多くの病院が掠奪にあい、備品などがカラ同然の状況になってしまった。暴動後、保健省の機能が不振となる一方で、約千五百団体にもおよぶNGOが活動を始め（最近では、わが国を代表する医療系NGOのAMDAも入り、ローカルNGOの運営する村の病院でノウハウ提供などの活動を行っている）、国連関係ほかの補助金類もこちらに集中し、NGO主体に保健衛生事業がなされるという二元化現象が見られるようになってきた。そこで、WHOが音頭をとってコミティーを作り、コンゴ政府とNGOの活動とを協調し一元化すべく、努力が払われている。最終的には、WHOからコンゴ政府保健省に主導権を移していく予定とのことであった。確かに、それが主権国家としてノーマルな姿ではあろう（わが国に当てはめていただければ、わかりやすいと思う。いわば、霞が関の厚生労働省がまともに機能せずに、国連WHOや諸外国のNGOによって保健衛

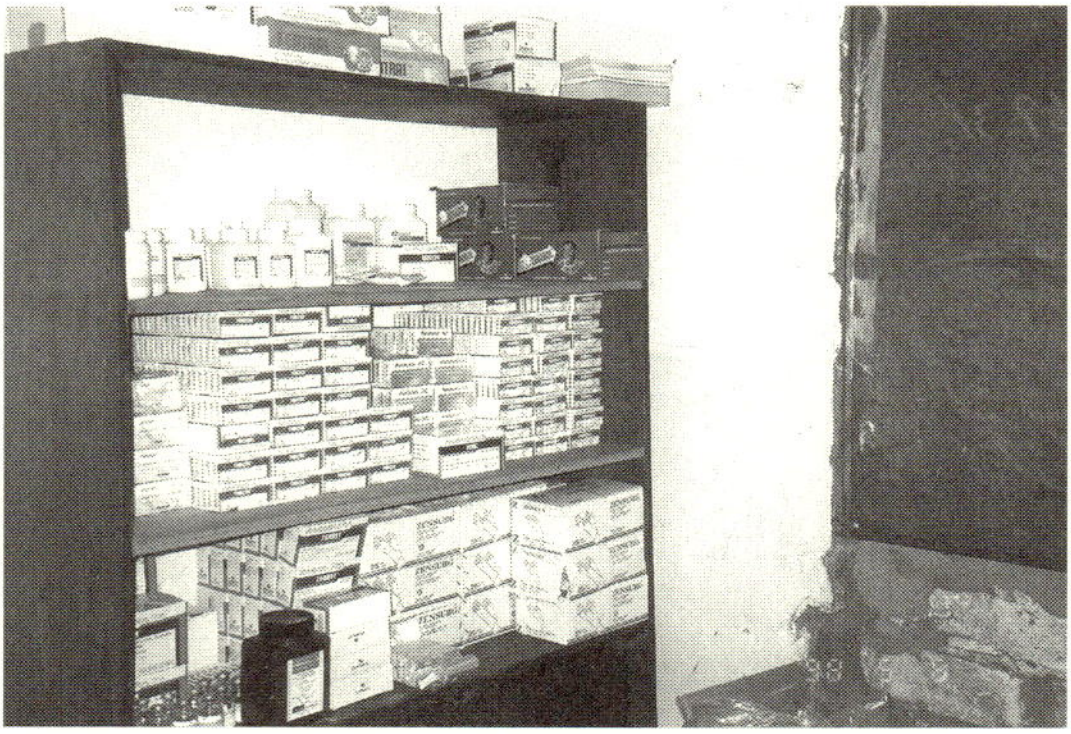

薬品庫

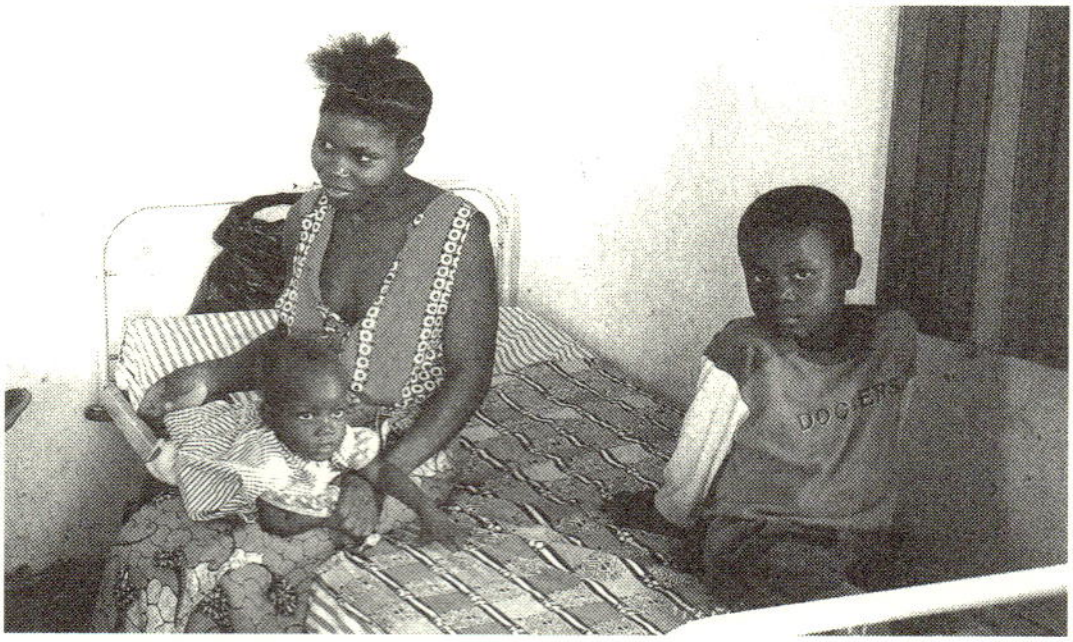

病室風景

生行政が行われている状態に相当するのが現状なのだから）。

　しかし、現状は、現政権が安定し、保健行政の主導権を安心して譲渡するに値する状態であるとも断言しがたい。その点を突いてみると、ニヤリと笑って、ある書類の束を見せてくれた。現政権の行方が安定政権となっていくか、不安定ながら継続していくのか、あるいは崩壊の途をたどるのか、それぞれのシナリオに沿って、何通りもの計画が練られていた。さすがである。現在ＷＨＯ主導で取り組まれているテーマは、その優先順位順に、①トリパノソーマ（寄生虫学）、②予防接種（ワクチンデーを設定、集団接種を計画。所用九百万ドル）、

③救急・災害医療（事故・難民・洪水・火山など）、④保健情報システムの構築、⑤ＡＩＤＳ、⑥必要医薬品の供給、⑦環境対策、で、それぞれに対してチームが組まれている。

　ＷＨＯ事務所を見て回って目を引くのが、大きなパラボラアンテナと通信室の存在である。この国では、もともと貧弱だったインフラが内乱でさらに破壊され、地方に行くとほとんど電話が通じない。私の前任地のスーダンでも、相手につながるまで、何度も何度も根気よくダイアルを回す努力が求められ、ひどいときにはそれが数時間かかることもあったが、それと似た状況、あるいはもっと重症なのかもしれない。さらに、ジャングルの中の小さな村ともなると電話線すら存在しない。だから、自前の通信手段を確保する必要があり、ＷＨＯ事務所の中に通信室とパラボラアンテナが鎮座する結果となっている。これは、独自のＥメールもやりとりできるすぐれ物であった。

　この国のゆくえについては、所説紛々で誰にもわからない。神のみぞ知るである。その中でも、保健政策が着実に進んでいくことを祈るばかりである。

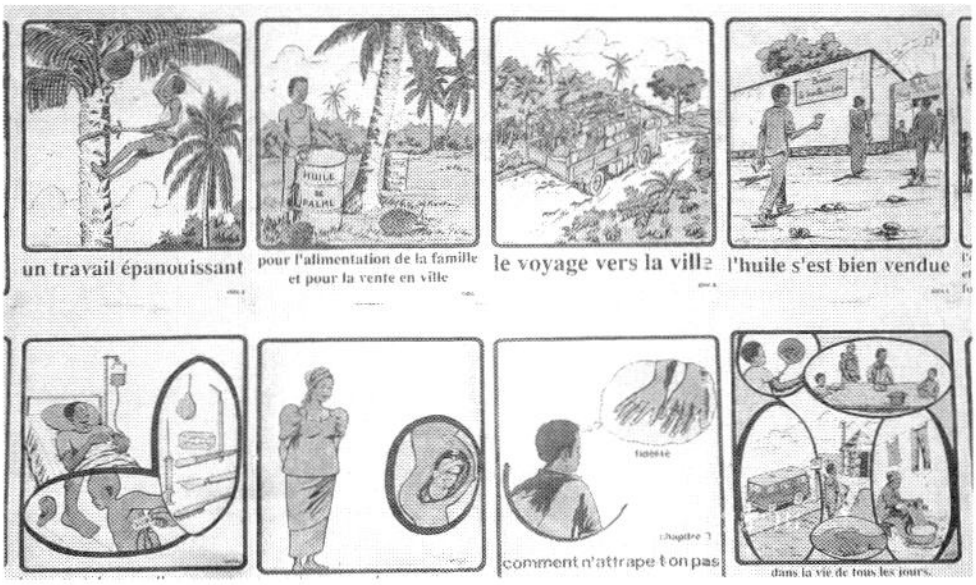
un travail épanouissant
pour l'alimentation de la famille
et pour la vente en ville
le voyage vers la ville
l'huile s'est bien vendue
HUILE
PALME
comment n'attrape t on pas
dans la vie de tous les jours.
文字の読めない村人向けに素朴な漫画で啓蒙

11（一九九八年 秋）

ついに見た！　ガボンの精神科医療

アフリカは赤道直下の国、ガボン共和国。この国の精神科医療施設にたどり着くのは長い道のりであった。精神科医療施設の視察を希望して、大使館の現地スタッフ（ガボン人）に調査してもらうも、最初は、「この国には精神科病院なるものは存在しない」とのコメント。次の訪問時には、「一カ所だけ存在するが、電話がないので連絡がとれない。所在地はリーブルビル市内から十二キロ先（これはジャングルの中を意味する）」と、秘密の厚いベール（？）におおわれた存在であったが、今回、この国を訪問すること五回目にして、ついに足を踏み入れることに成功した。もちろん、この訪問は、現地スタッフ氏があらかじめわざわざ現地まで車を飛ばしてアポを取りつけてきてくれた、という努力によって実現したものである。感謝、感謝。

さて、当日、大使館から四輪駆動車に乗り込んでたどり着いたのはメレン病院。とりあえず病院敷地および周辺は伐採してあるから、ジャングルのイメージではないものの、「緑がいっぱい」の環境にあるのは間違いない。

病棟は、有刺鉄線つきの塀でかこまれた建物群と、緑の中にぽつんと建つ建物から成っている。塀の中のものは、古びた建物に木の鎧戸と、がたついた扉、内部にはコンクリートむき出しの床にペンキの禿げたパイプベッドという、「平均的アフリカの精神科病院」の姿をしているが、その中に最近完成したばかりと思われる新病棟がふたつ目撃され、何とエアコンの室外機がついていた。つまり、この二棟に関しては冷房完備ということで、これはアフリカの精神科病院では画期的なことである。少なくとも私にとっては、アフリカ訪問十二カ国にして初めて目撃する光景であった（ただし、医局や管理棟にならエジプトの病院にもあったが）。

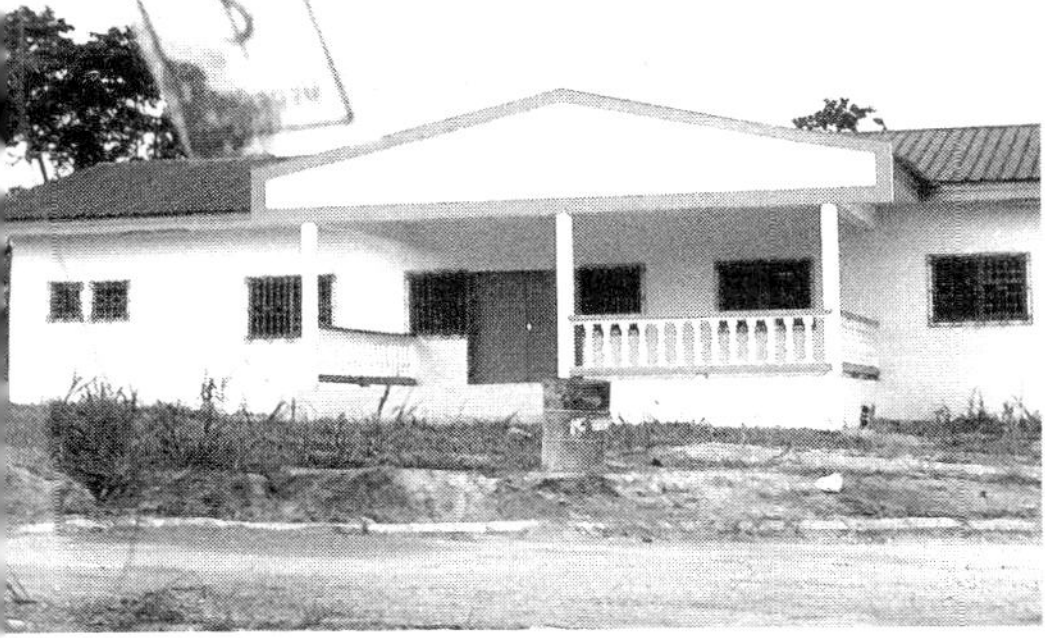

ガボンの精神科病院

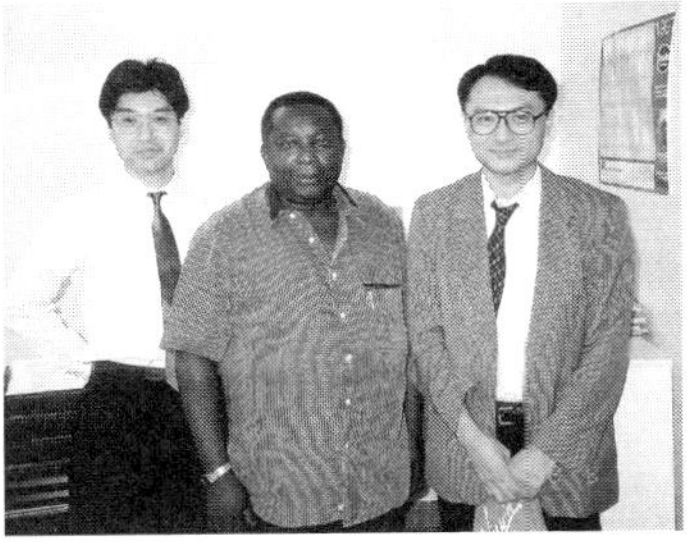

ガボンの精神科病院の院長と

管理棟で面会していただいたのは、恰幅のよいムザンガ院長、ガボンの事情をお話しいただいた。

この病院は、ガボンの精神科専門病院として唯一の存在であるが、これはひとつで十分だからではなくて、予算不足のためここしかないの

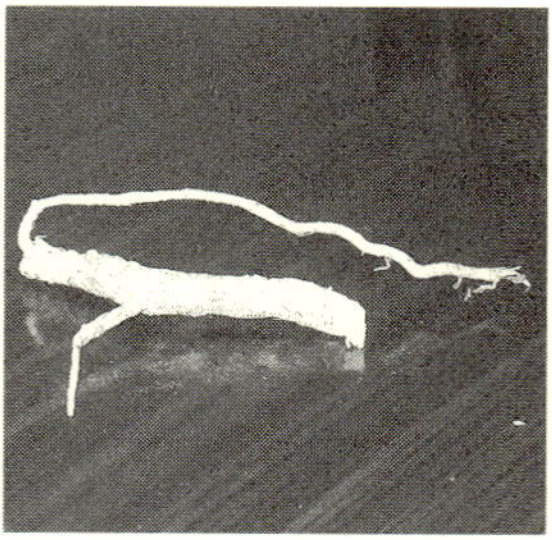

ディボガの木。習慣性あり！

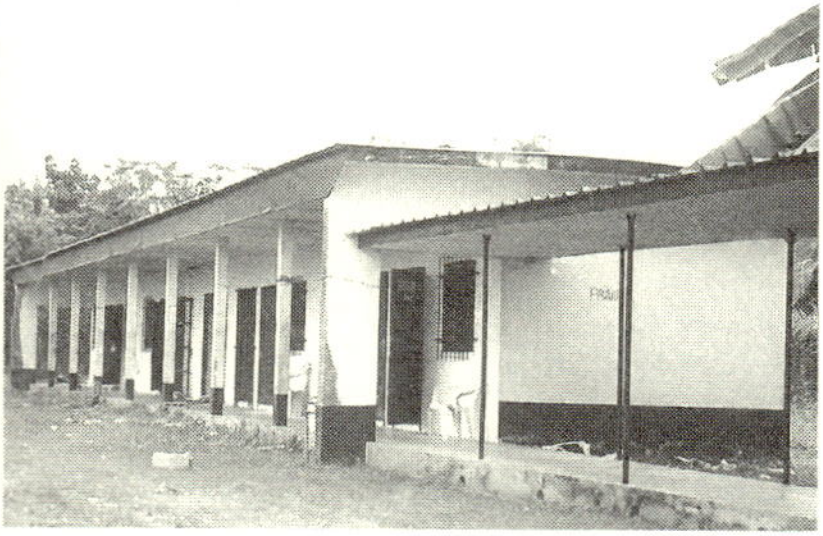

ガボン唯一の精神科病棟

である、と、しきりに強調しておられた。

入院患者はほとんどが薬物依存症で、先進国で主流を占める、統合失調症や気分障害はまれであるとのことであった。その理由として、この国でも精神病に対する偏見は大きい反面、大家族制のもと許容量が大きく、家族で抱え込むことが多く、病院のお世話になることが少ないという結果になっているようである。他方、薬物依存症では暴力傾向となることが多く、さしもの大家族も抱えきれなくなる模様。

この入院患者の大部分を占める薬物依存症例の原因はコカイン、大麻、カンナビス……と、先進国にあるものは何でもありだが、その中で、独特なものとして「ディボガ（Diboga）の木」なるものの実物をいただいた。これは、一見何の変哲もない小枝に見える。しかし、皮をはいで中身を口に含むと、その樹液で舌の痺れを感じた。これは本来嗜好品で、適当量噛んでいる分には問題ないが、過量になると依存を起こすそうである。また、ヤシ酒

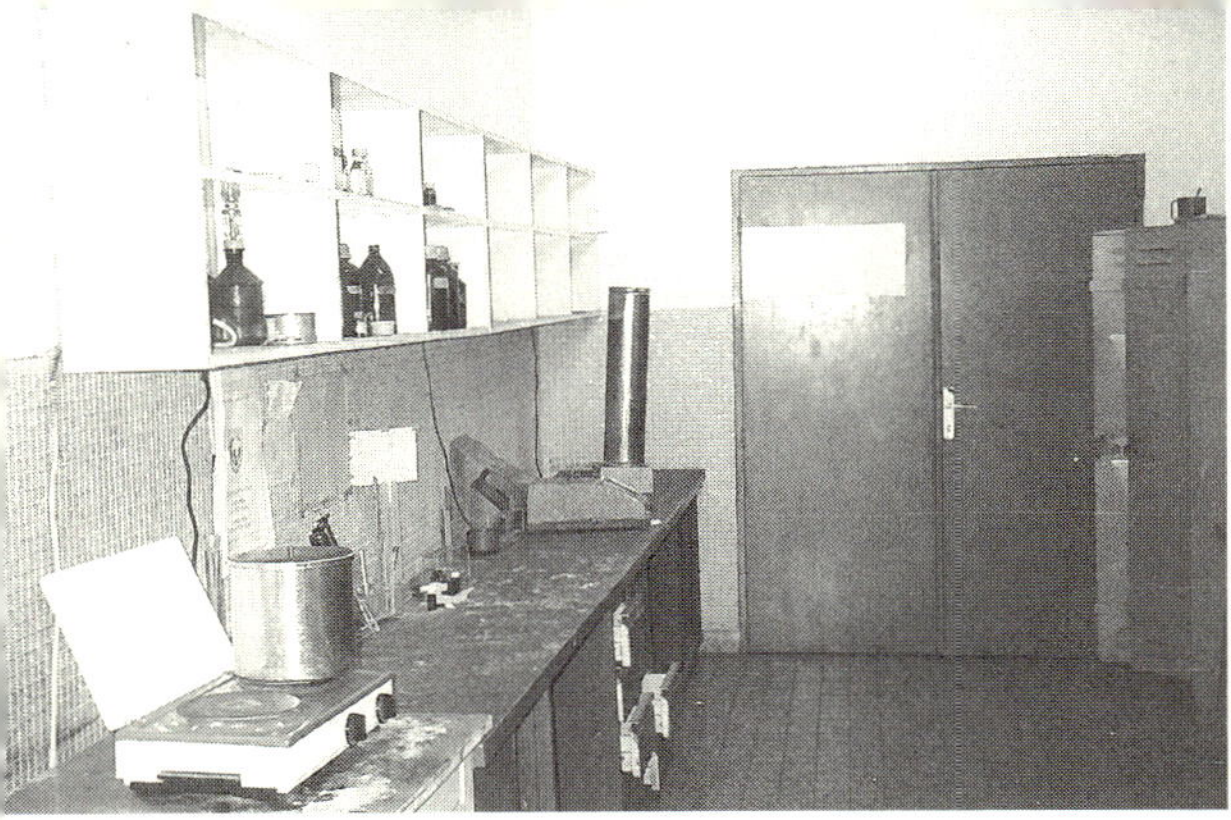

機器もまばらな検査室

依存というのもあって、本来ヤシ酒とは苦いものであるが、四杯、五杯と杯を重ねていくうちに甘味が出てきて、ブレーキがきかなくなるということらしい。薬物との併用により問題を起こす例も多く、ここらへん、通常のアルコール依存症と事情は同様なのだろう。

その他、国産の薬物としてマリファナがあり、昔は一回吸っただけで気持ちよくなり、問題など発生しなかったものが、「近ごろの若いモンは一日中繰り返し繰り返し吸うものだから……」と、どこかで聞いたような嘆きを聞かせてくれた。

現地産ではない「輸入もの」が入ってくるルートとして、ナイジェリア、カメルーン、赤道ギニアの名をあげてくれた。そう、これまた薬物依存と苦闘するカメルーンの精神科医があげてくれた顔触れと同じである。常連のナイジェリアという国、中はどうなっているのであろうか。

診療面では、脳波計の不調や筋電図がないなど、医療機器の不備による苦況を訴えられた。

この国は一人あたりGNP三、四七〇ドル、わが国の三万九、

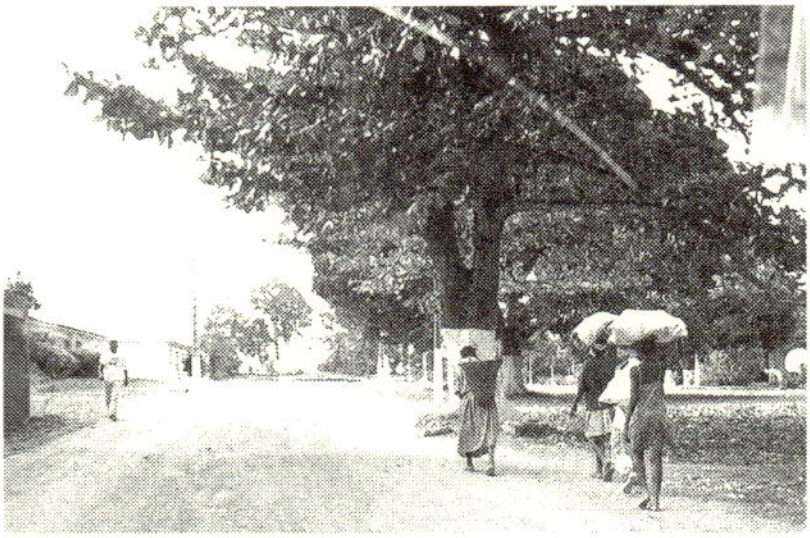

病院前の風景

六四〇ドルに比べれば十一分の一ではあるが、アフリカの中ではセイシェルに次いでベスト二の地位にある。原油が産出されるから、隣接各国（カメルーン六五〇ドル、コンゴ共和国六八〇ドル、サントメ・プリンシペ三五〇ドル）に比べると突出している（統計数字は『世界の国一覧表 九七年版』世界の動き社刊による）。

しかし、精神科医療については平均的アフリカの水準にとどまっているわけで、これは富の再分配の問題であろう。とはいえ、冷房つきの新病棟といった、明るいサインも見られるので、今後に期待していきたい。

抗うつ薬の濫用？

七月三十一日付の『フィガロ紙』の一面を、「フランス人は抗うつ薬を濫用している——十年で消費量が二倍に」との大見出しが躍り、びっくりさせられた。

年間五億フラン（約一二〇億円強）の金が抗うつ薬の購入に費やされている一方で、服用例の二〇％は正式に気分障害と診断されておらず、服用期間も過剰に長期間になる傾向にあるとしている。そして、濫用による害（副作用）はよく知られておらず、また、再発と抗うつ薬の使い方の難しさを強調する一般医の声も引用して考察されている。

フランス人は一般に、ＥＵ各国の中ではかなり薬好きなほうとされているが、他方、当館現地職員（フランス人）の中には、不眠や軽い不安の相談に訪れながらも、「やめられなくなる！」と恐れをいだいて、抗不安薬や睡眠薬を頑なに拒む者もいる。薬についての正しい情報の社会的啓蒙が今ひとつなのではないかと思われる。

12（一九九九年 冬）

精神科医療と鉄のカーテン

これまで、アフリカや欧州で視察した精神科医療事情について書いてきた。アフリカ大陸については、スーダン、ザイール（現コンゴ民主共和国）、カメルーン、ガボンといった国々について紹介してきた。なかには、簡単にアクセスできて、院長以下勢揃いの歓迎を受けたところもあれば、大使館現地職員をもってしても連絡さえなかなかとれず、その国を訪問すること五回目にしてようやく唯一の精神科医療施設に足を踏み入れることに成功した、ガボンのような国もあった。

ところが、何度その国を訪問して精神科医療施設の視察を試みてもかなわない国や、精神科医療施設の訪問そのものが著しい危険をともなって視察できない国など、いわば、精神医療が鉄のカーテンの向こう側にあって、外国人である私にはうかがい知れない国というのがある。

この連載五回目で紹介したアルジェリア民主人民共和国はそのひとつである（二六ページ）。

一九九二年以来、テロが猖獗《しょうけつ》を極めるこの国では、テロの犠牲者数だけで八万名（！）以上に達する。市場など、人の集まる場所はどこもみな無差別テロの標的になっていて、いつ爆弾が炸裂するかわからないという状況であり、私のアルジェリア出張も、空港に着くや否や、大使館の護衛付きの防弾車に押し込まれ、高い塀に囲まれた大使館―公邸―宿舎コンプレックスに直行、そのまま外出不可という形になることは前述した。

このような状況にあるから、首都アルジェ市内の公的機関は原則としてどこも、門のところに車止めのバリケードが築かれ、自動小銃を持った警官の尋問をパスしないと中に入れないようになっている。

さて、公的機関は原則バリケードの中と書いたが、その性格上、バリケードが築けない公的機関がある。そう、病院の救急入口である。テロリストはそこに目をつけた。ある日、救急車がサイレンの音も高らかに病院の救急入口からすべりこみ、迎えに出てきた病院スタッフの前でドアが開いた。彼らが目にしたのは、ストレッチャーに乗った患者、ではなかった。代わりに、大音響と爆風が彼らを吹き飛ばした。そう、救急車に乗っていたのは患者ではなく、爆弾であったというわけ。こういった救急車テロが何度も発生し、今や病院はもっとも危険な場所のひとつになってしまったという。嗚呼。

アルジェリアのすぐ東隣に行くと、チェニジア共和国という国がある。モロッコ、アルジェリ

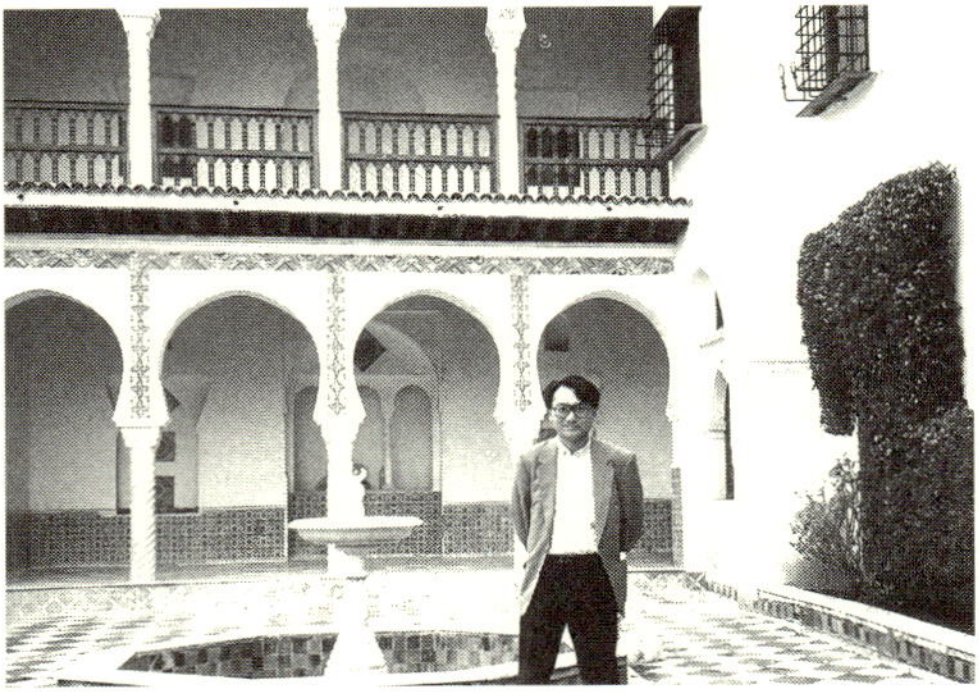
アルジェリア民主人民共和国　日本大使公邸にて

アとともにマグレブ（注　通常、モロッコ・アルジェリア・チュニジアの三カ国を指すが、これにリビア・西サハラを足すこともある）の一画をなし、人種・文化的にもほぼ共通している。

しかしながら、治安状況はまったく異なる。テロリストが大活躍するアルジェリアとは対照的に、治安は奇妙なまでに良好で、爆弾云々の話も耳にせず、外国人も多数押し寄せる。事実、パリの街角を歩けば、チュニジアの青い海と月の砂漠に誘う旅行社のショーウインドーが目を引き、シーズン中のオルリー空港はチュニス行きの格安チャーター便に長い列を作る華やいだバカンス客で賑わう。そして彼らの落としていく外貨でまた国がうるおう……、という好循環にある。

　では、この、隣国アルジェリアに比較して奇妙なまでの治安の良さはどうやってもたらされているのか、文化的にも地理的にも人種的にも宗教的にも近似で、ものの考え方も似ているはずなのになぜこうも違うのか……とは、外国人が最初に抱く疑問であるが、街を歩いてみるとヒントのひとつが見当たる。すなわち、警察官の密度の高さである。パッと見渡しても、制服警官の姿があちこち目にとまる。さらに、私服警官も加わる。至るところ、無数の目で「見られている」のである。この状況を「警察国家」と表現する人もいる。こんなふうだから、悪いことや政府の意に反することなぞしようがない。私など、紙くずを捨てるのもはばかられる気分になった。

さて、この国で精神科医療施設の視察を希望してアプローチしてもらったところ、ちょっと奇妙な反応が返ってきたという。しかるべき筋を通しても、色よい返事は返ってこない。クリニックを開業している精神科医にその病院のことを尋ねると、その話題だけ、なぜかみんな貝になってしまうという。

この反応、前述の奇妙なまでの治安の良さと突き合わせてみると、何か推測が浮かび上がってこないだろうか。ここから先は読者のみなさんのご想像におまかせしよう。

フランスのペインコントロール

フランス人の国民性のひとつとして、「我慢嫌い」というのがある。苦痛をぐっと耐えしのび……というイメージには程遠い。医療現場においても、それを反映してか、たとえば、初産婦の無痛分娩率が過半数などという、痛みに対する格別の配慮の話を耳にしたりする。

今回、はからずも、その痛みに対する格別の配慮、ペインコントロールの徹底ぶりを一家で経験する羽目になったので紹介しよう。

まずは一歳になる長男。風で突然閉まってきたドアに左の中指・薬指・小指をはさまれ、爪はフッ飛び、ザックリと割れてしまい、救急車にて市中病院へ運ばれることとなった。外来で消毒および圧迫の創処置、翌日、小児形成外科の手術を受けることになるのだが、最初の外来創処置のとき、ボンベとマスクを持ってきて、いとも簡単に麻酔をかけてしまったのには驚いた。日本の救急外来処置室なら、阿鼻叫喚《あびきょうかん》の世界で行われるところであろう。

そして私自身。ある日、疼痛のため座位がとれなくなった私は、肛門周囲膿瘍なる、実にさえない診断名にて手術台の人となった。単なる膿瘍切開術なのだが、しっかり全身麻酔下で行われるのがフランス流。つつがなく手術も終わり、麻酔から醒めると、当然のことながら術部の痛みに襲われる……のだが、言葉を発する前にサッと看護師が寄ってきて、当たり前のように「モルヒネを注射するか」と言ってくるのには驚いた。とても痛いのは事実だから「ウイッ！！」と答えると、さっと手際良く注射、すぐ眠ってしまった。次に目覚めたのは病室。持続点滴の側管からは、こまめに鎮痛剤の小ボトルを交換に来るから、どこかの国でのように、必死の思いでナースコールを押して、疼痛時頓服が来るまでの長い長い時間を待つ……などという経験をすることもなく、退院まで痛みなしであった。さらに、モルヒネ追加投与のオファーがあったが、もはやその必要もなかった。結局、一泊二日の入院中、「痛い」と感じたのは、回復室で覚醒した直後の数分間のみ、「我慢」という単語とは無縁の、実に徹底した痛みのコントロールであった。これならば、どんなに敏感な人でもまず問題ないであろう。

13（一九九九年　春）

ピショー先生復活？

ピショー先生（Emeritus P. Pichot）。日本でもよく知られ、パリに留学した日本人精神科医のほとんどが多かれ少なかれお世話になった老精神科医で、『精神科医フランス留学アラカルト』（星和書店）をはじめとする留学体験記などにもよく登場する人物である。

しかし、現役はとうの昔に引退していて、私がスーダンからパリに転勤してきた時点でサンタンヌにその姿はなく、現在を知る者もおらず、まるで過去に追いやられた伝説、あるいは化石的存在かのようであった。それが、なぜかごく最近になって、姿を見かけることがちょくちょく出てきた。

年末になると、日本国のナショナルデーたる天皇誕生日の前後に世界中の日本大使公邸で大レセプションが催されてその国のキラ星のごとき名士たちが招待されるというのは、ペルー人質事件以来すっかり有名になってしまったところである。邦人留学医師を多く引き受け、日仏医学会会長をも務めたピショー先生は大使館にとっても大事な人だから、毎年招待状が送られる。ところが、ここ数年来姿を見かけず動向不明であったのが、一九九八年末の会では突然現れ、その会話からは、身体的にも知的にも年齢相当以上に元気であるのが見てとれた。

そして昨年、日仏文化会館にて「森田療法セミナー」を開催して大ホールを満杯にしたかと思えば、今度は『日本における社会恐怖（*Phobies sociales au Japon*）』の著者のジュゴン氏をゲストに、「日本の民俗精神病理（Ethnopsychopathologie au Japon）」と題した講演会を主宰したりと、ますます盛んである。これが開催された三月四日は医務官一名不在の繁忙日だったので出席を迷っていたら、主催者からの招待状に続いて、彼自身から大使館医務官宛てのタイプライター打ち!!（ワープロ打ちの間違いではない。博物館展示物の「偉人の手紙」は別にして、機械式タイプライター打ちの手紙なんて見たのは何年ぶりだろう）の呼び出し状みたいな手紙までやって来て、これは行かなければならない。

勤務後、少々遅刻して行くと、会場は八割程度の入りで、ざっと数えて百五十人ほどの出席者、日本人は五人ほどだったから、ほとんどフランス人だといってよい。これだけの人々が日本人の対人緊張の話や、定番メニュー化した感のある「甘え」論ほかの日本人論で熱心に盛り上がっているのを見ると、物好きな印象を受ける。しかし、「日本人は、自分たちが世界からどう見られているかをものすごく気にする人々である。日本では、『日本人論』の本が引きも切らず大量に出されている」なんて議論を聞くと、物好きは自分たちのほうのようにも感じる。

最後に挨拶に行くと、ピショー先生、「どうだ、すごいだろう。フランス人は日本に本当に興味があるんだ！」と上機嫌であった。どうかいつまでもお元気で……。

総理大臣訪仏

一九九九年になって初めての大行事は、といえば、何といっても我らが小渕総理大臣（十堺屋経済企画庁長官、樋口経済戦略会議議長、鈴木官房副長官（いずれも肩書きは当時）といった、テレビでおなじみの面々のほか、各省の幹部クラスも続々と連なり）の当地ご訪問となる。これはたぶん、どこの国の大使館でも同様の事情と思われるが、一国の国家元首や首相、閣僚などのVIPが訪問するとなると、その国の大使館はその何週間も前から日程調整や諸手配など、大忙しとなる。ご多分にもれず、ほとんどの館員のクリスマスと正月がパリの空に消えてしまった当館でも総力戦となった。

医務官については、あらかじめ、重症例発生時の後方医療施設としてのアメリカン・ホスピタルとの打ち合わせ、そして、一行滞在中はひとりが大使館医務室に、もうひとりが宿舎となるオテル・ド・クリヨンに詰める体制で臨んだ。

一月六日、政府専用機の着陸したオルリー空港から白バイに先導された大車列がオテル・ド・クリヨンに滑りこみ、我々の任務も本番入りする。

医務官の仕事としては、日本からの随行医師と協力して受診者の診療を行うのが第一となるのはいうまでもない。このとき、日本ではインフルエンザが大流行していて、パリではさほどでもなかったインフルエンザウイルスが政府専用機で大量に持ち込まれた。随行医師は、往路の機内、飛行中だけで五名診察してきたとか。また、VIPの分刻みの日程をフォローするため、重たい無線機を肩に走り回らねばならない関係者も多いから、筋肉痛・肩こりも多い。本人たちは必死だから、重い物を持って走り回っているという実感もなく、気がついたらこっていたというわけ。

それ以上に大事になってくるのが、館員・出張者あわせて百名以上になる関係者の健康管理である。日本からの面々は時差八時間の中、到着早々からフル回転しなければならないわけだし、館員は夜も昼もない。VIPたちは、シラク大統領主催食事会に経団連主催食事会……と、毎食、毎食、超一流シェフの手になる伝統的フランス料理のフルコースが続く。この、超一流シェフの手になる伝統的フランス料理というのがクセ者。ある日、フランス料理講習会なるものをのぞいてみる機会が一度あったが、バターの使い方を見て本当に驚いた。シェフという人種は、日本のスーパーに並んでいるバター丸々一個分くらいの固まりを、平気でポンと鍋に放りこむのだ。そして、メインの肉料理が終わってからも、大きなチーズの固まりが登場、さらにデザートのケーキ、コーヒーと出てきてやっと解放してもらえることになる。これを毎食毎食、大統領府だの経団連だのといった「超」が三つほどつく一流の場所でやられたら、どうなるか簡単に想像がつく。というわけで、到着したらビタミン剤を、食事会から戻ったら主訴が出る前に胃薬をさっと差し入れる。オペレーションルームを頻回に徘徊し、片手でビタミン剤を配り歩き、片手に目薬、胃薬、眠剤を手に関係者の顔色を見て歩く。二日目、三日目になると睡眠不足の顔には疲労の色が濃くなる一方、逆にハイな気分も共有されてきたりする。自分たちの健康に注意が払われているという暗黙のメッセージを受け取っていただければ何よりである。

幸い大過なくプログラムは終わり、八日、一行の大車列を見送って終了である。みなさま、お疲れさまでした。

まるでご一行の滞在を大歓迎するかのように暖かくゆるんだパリの気温は、政府専用機が次の目的地イタリアに向けて飛び立った翌日からぐっと寒くなってしまった。疲労＋急激な寒波とき て、翌日から、風邪やら「ザンタック（注　胃酸の分泌を抑えて胃潰瘍や胃炎を治療する薬）の有効な上腹部痛」やらの受診者で、嵐の過ぎ去ったあとの数日は医務室が大にぎわいとなったが、それ以上の大過はなく、やれやれであった。

14（一九九九年　夏）

EMDRトレーニング

近年、外傷性精神障害の治療法として注目を集めるEMDR（眼球運動による脱感作および再処理法）は、いろいろな心理系雑誌で特集が組まれている。

そのトレーニング・セッションがパリでも開催されたので、参加してきた。二日半の日程で、講師は本家本元EMDRインスティテュートから派遣のリード医師、日本での講習会にも何度か来日された方である。講師はアメリカ英語で話し、通訳が逐次フランス語に訳していく形式で行われ、実習はフランス語グループと英語グループに分かれて実施された。

テキストは英語版とフランス語版が選べるようになっているが、その内容は完全に同一。ページごとの内容まで統一してあるので、英語・フランス語どちらで聞いてもハンディがない。カリキュラム内容も、世界中どこで受講しても均一になっている。同インスティテュートのホームページ（http://www.emdr.com）で開催地を検索してみると、北欧・西欧・中東・北米・中南米・アジア・アフリカまで世界中に広がっている。つまり、パリ・ロンドンで受講しようが、日本で受講しようが、あるいは南アフリカのヨハネスブルグやアルゼンチンのブエノスアイレスであろうが、本家アメリカとまったく同内容を母国語で受けられるというグローバルな体制になっているわけで、世界中どこの国でも均質化されたレベルの臨床家を育てていこうという意気込みには感激を禁じえない。とかくタコツボ的に「○○学派」が乱立しがちな精神療法の世界で、これは前代未聞のことではなかろうか。

全世界均質品質の普及、いわば「精神療法界のマクドナルド」の出現というわけで、とかく純アメリカ的なものにアレルギー反応を呈しがちなフランス人（たとえば、イギリス・イタリアなど近隣国に比べ、認知療法の低調ぶりは筆者のイギリス留学時代の恩師をして〝strange〟（「へンだ！」）と言わしめるほど）たちが熱心に引き込まれている風景と重ねあわせ、今後急速に普及していくのでは、との予感が感じられた。

総選挙と変化の胎動？

北アフリカのアルジェリアに行ってきた。一九九二年以来のテロによる犠牲者数八万人以上を数えるこのテロリスト大国を訪問するのも五回目であることを、パスポートのビザ欄が示している。

この国では、今年五月に大統領選挙が行われ、途上国の選挙につきものの小競り合いはあったものの、クーデターではない選挙で選出された大統領が登場した。若冠二十七歳にして外務大臣の職に就き、三十七歳にして国連総会議長をこなすなど、十七年間縦横に活躍したのち、「砂漠の彷徨」と称される不遇の時代を経て大統領に還り咲いたブーテフリカ大統領の誕生（山路悠「アルジェリア・ノート（一二）ブーテフリカ第七代大統領の誕生」『中東研究』一九九九、より）に、街の空気に何となく変化の兆しみたいなものが感じられた。

チュニジアからアルジェリアに入るフライトは、過去四回の訪問では百二十人から百六十人乗りクラス（ボーイング727、737、エアバスA319、A320と毎回異なりバラバラなのがアフリカらしいが）の機体でも空席が見られていたのに対し、今回は日本の国内幹線でもおなじみのボーイング767、前回の倍近い機体にいっぱいの乗客で賑わっていた。隣の乗客の地元紙をのぞきこむと、従来のテロのおどろおどろしい記事に代わって、「大統領からのメッセージ」の見出しとともに満面の笑みのブーテフリカ氏の写真が大きく紙面を飾っている。

空港に着くと、護衛付きの防弾車に押し込まれて大使館に直行、外出できないのは今までと変わらないものの、今回は二泊三日の滞在中、一度も塀の外から銃声が聞こえてこなかった。三年近く通った身としては、銃声の聞こえないアルジェリア出張とは、何とかのないコーヒーみたいなものだが、これも「変化の胎動」というやつであろうか。

もっとも、ニセ検問（警察官の制服を着たテロリストが停車を命じ、標的にしたい人間だったら即殺害）などのテロがなくなっているわけではないし、取り締まりの手をゆるめるとたちまち増加しそうとの声もきく。

これからのこの国の行方は、基本的にアラーの神の思し召しということではあるが、願わくば少しでも良い方向であることを祈る次第。

フランス人の運転

日本やドイツなどから初めてパリの大通りにやって来ると、車がやたら乱雑に走っているように見える。旅行でパリにやって来て、タクシーの運転に肝をつぶす思いをされた読者もいると思う。何年かパリで運転していると、この混沌の中にも「暗黙の」秩序らしきものが存在することを発見して、それほどストレスも感じないようになるのだが、外来者の目にはそうは映らない。かつてイギリス人、ドイツ人との組合せで話していたら、フランス人の運転マナーの話題で突然盛り上がってしまったこともあった。

このほど事故予防協会がドライバー千人にアンケートをとったところ、自分が道路法規を「完全に守っている」ないし「ほぼ完全に守っている」との回答あわせて九八％、事故が起こるとしたら「自分が事故の原因となりうる」はわずか三〇％、「ほかのドライバーのせい」四〇％、「運命」三〇％と、いささかナルシスティックな数字が出てきている。スピードの出しすぎが事故につながると思うかと問われれば、「そう思いたくない」二五％、「事故は運命だからスピードとは関係ない」一〇％である（「仏人ドライバーの自己評価『悪いのは他人だ』」『フランスニュースダイジェストNo.四八〇』一九九九、より）。

結局、自分の思う「暗黙の秩序」に従っている「つもり」の「九八％」の人々が、事故は「他人」か「運命」のせいで起こるとの思想に基づいて行動する結果、イギリス人、ドイツ人などほかの欧州人の格好の話題になり、アメリカ国務省（日本の外務省に相当）は自国民向け領事情報で「フランス人の運転はアメリカ人より攻撃的かつスピード狂である。突然のハンドル操作に注意されたし」（http://www.tripprep.com　無料の登録必要。国別で「フランス」の項参照）と公式に注意したり、といった事態になっているようである。

フランスに旅行される方は自動車に注意されたし。それより、パリで運転することにストレスを感じなくなってきた自分はひょっとして……と思うこの頃である。

15（一九九九年 秋）

日食が来る！

八月十一日、皆既日食が欧州一帯を通過した。今世紀最後の日食とあって、フランスをはじめとする関係各国は大いに盛り上がった。ひと口に皆既日食と言っても、完全に一〇〇パーセント隠れるのが見える地域は南北約百キロメートルに限られる。だから、熱心な観測家はそれぞれ、この帯に入る場所を目指して全国から集結することになる。隣のイギリスでは、一〇〇パーセント日食帯に含まれるのは国土のほんの一部、南西部の端っこだけだから、大きな望遠鏡を担いだ天文マニアが集中し、海辺の小さな町はほとんどゴールデンウィークのディズニーランド状態、物価も高騰して本来の住人のほうは逃げ出す人も出る始末になった。東欧のルーマニアでは、きれいに観測できるという話が伝わり、国境を越えてまで人が集まり、なんと日本からまで団体でマニアが押し寄せた。

これだけの動員効果があれば、日食に便乗して金儲けを企む輩が出るのも自然の道理で、イタリアでは、野外コンサート場を仕立てて、日食とともに有名歌手が「夜明けの歌」か何かを歌いあげるという演出で、大いに人を集めたそうである。

さて、当地パリの状況。パリは、前記一〇〇パーセント日食帯からはほんの少しはずれる。だから、完全に太陽が隠れて真っ暗になることはないが、九〇パーセント強隠れて夕方程度の暗さにはなる。だから、大きな望遠鏡を担いだマニアは来ない代わりに、普通の一般市民の関心が大いに引きつけられることになる。新聞・週刊誌は、何時何分になったら日食が見られるかまで詳しく報じて関心を盛り上げ、（マニアではない）特別の知識をもたない一般市民たちは太陽を見つめようと試みる。

それを心配したのがこの国の保健当局。言うまでもなく、太陽を特別な装備なしで見つめると、網膜熱傷や白内障などの眼科疾患を起こして視力低下をきたす。東欧などからの報道では、酒ビンにロウソクで煤《すす》をつけて観測具を手作りしたり、レントゲンフィルムを通して太陽を見ようとしたりと、見ているほうがハラハラするような話がある。フランスでは、たまたま保健相を兼任していた雇用相が「日食のあとに発生する事態を心配している」と表明し、啓蒙キャンペーンを展開した。「日食を観測するときにはＣＥマーク（ＪＩＳマークのようなもの）のついた観測用サングラスを使いましょう」とポスターで呼びかけ、ボール紙枠に銀紙のようなレンズを組み込んだ簡易なものを安価（五フラン＝約百円）で、薬局などを通して流通させ、一部の観光地では林間学校の小学生たちに無料配布することにした。何万円もする太陽観測用望遠鏡などの光学機器を用意する気のない一般市民に対して、格安ないし無料で届けて国民の目を網膜熱傷から守るとは、なかなか気の利いた施策と好感がもてる。

わが日本国大使館でも、網膜熱傷患者を出さないようにミニ・キャンペーンをした。予想される眼疾患・予防策に関して、館内LANや会議の席でくり返し情報提供や注意喚起を行う。さらに領事部では、それを引用して在住日本人向けに情報提供を行った。

外務省医務官は全世界に六十八名（執筆時点）が散らばっているが、その専門科を全部並べると、優に総合病院ができ上がるほど多岐にわたっているから、インターネットなる文明の利器が使える現在では、時差をものともせず多科コンサルトも容易にできる（私のEメールアドレスにも西欧・東欧・アフリカ・中近東・アジアから、日々、Eリエゾンのメールが入ってくる）。たまたま、立派な眼科専門医がいたのはシベリアを隔てたアジアのある公館だが、そんな距離も時差も意識せずに、相談、網膜熱傷の情報が入手できるのはありがたい。

さて当日、パリからわずか百キロ足らずの距離を北上すれば一〇〇パーセント日食帯に入れるから、北行きの幹線道路は早朝から大渋滞になったと報道されていたが、わが日本国大使館には休みをとれない人々がいっぱいいいて、せめて九〇パーセント不完全（？）日食でもとばかりに十二時前から狭い屋上にひしめき、しばしの観測となった。あいにくの薄曇りだが、うっすらとした雲が程よいフィルターになって、観測メガネを使えばさほどのまぶしさもなく、しかし太陽が三日月型に欠けていく様子は何とか見られる。天体写真を撮りたい上級マニアには不満な天候だが、百円メガネを手にした「にわか観測家」を見守る立場にはかえって安心、これでよい。眼障害もあまり発生しそうになく、医務官安心、フランス保健省の当局者たちはもっと胸をなでおろしていることであろう。一〇〇パーセント帯内ではないゆえ、真っ暗にはならぬも、夕方程度の暗さになるのも経験できて、まずはめでたしめでたしである。

なお、後日の報道によれば、フランス全土で、日食観測による眼障害発生は五十六人、人口五、五〇〇〇万人の〇・〇〇〇一パーセントに過ぎず、保健省のキャンペーンも大成功であった。

低所得者層にもバカンスを！

フランス人のバカンスに対する情熱については、すでにいろいろな書物で紹介されている。いわく、フランス人はバカンスの（費用を貯める）ために働くなど……。そして、七月十四日の革命記念日の祝日を過ぎるとどっと出発、シャルル・ド・ゴール、オルリー両空港は、ゴールデンウィークの成田空港状態になることも。

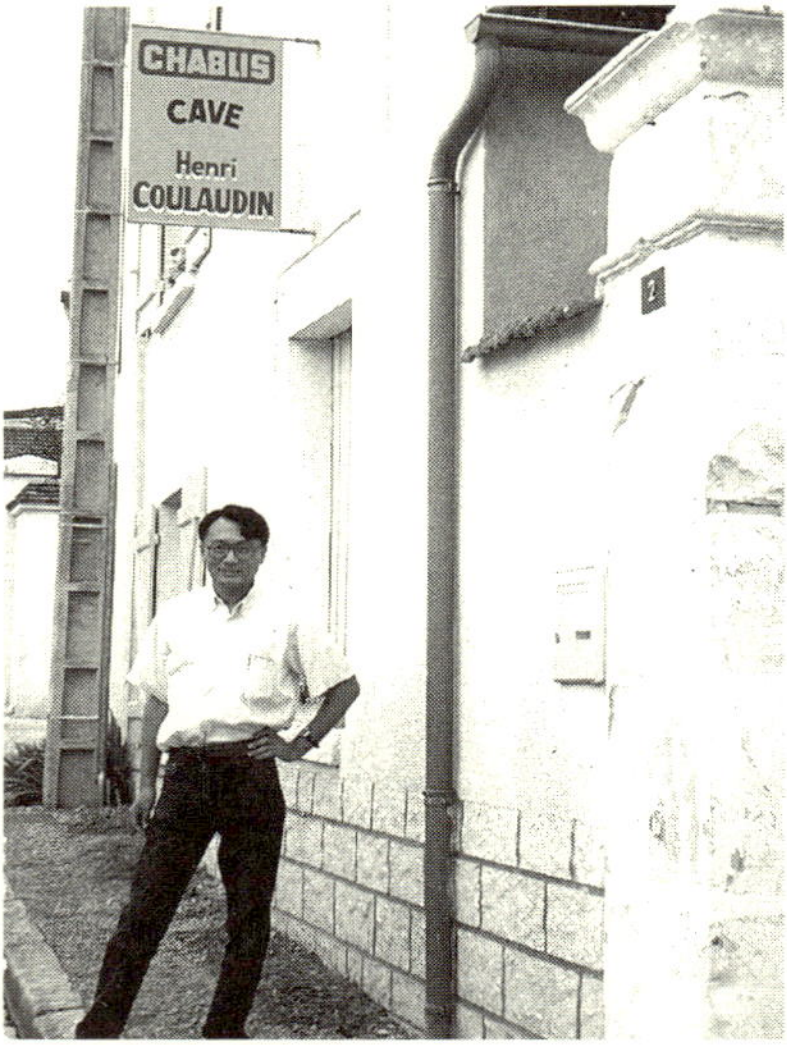

シャブリの小さなシャトーにて

そんな当地でも、一六パーセントの人々がバカンスに行けないそうである。主に経済的理由で、法定最低賃金（ＳＭＩＣ）月手取り五、四四〇フラン（約九万八千円）という数字では納得もできるというもの。

わが国だったら、長いバカンスに出かけることができないことをもって同情してくれる人はあまりいないであろうが、フランスの価値観では、これは十分に同情に値することになる。

そこで「休暇連帯給費制度」なる制度ができ、宿泊施設の比較的空いている時期を中心に、週約五百から千五百フラン（八千から二万四千円）程度で行けるというもので、今夏は約千世帯がその恩恵にあずかったという。

「バカンスに行く金がないこと」が公的扶助に値するほど不幸なこととされることに、この国の情熱を見る思いである。

16（二〇〇〇年　冬）

シルクロードの新興国

ウズベキスタン共和国の首都、タシケントに出張に行ってきた。ここは旧ソビエト連邦の崩壊にともない、一九九一年に分離独立した新国家のひとつである。地理的には、近隣のカザフスタン、キルギスタン、タジキスタン、トルクメニスタンといった国々とともに中央アジアの一角をなし、「シルクロードの国」といったほうがピンとくる向きは多かろう。一人あたりＧＮＰ九七〇ドルは、ほぼインドネシアと同様の数字である。

業務出張ゆえ、まさかシルクロードの砂漠を四輪駆動車で疾駆する……なんて暇はあろうはずもないのは残念だが、首都タシケントの街中、ホテルから大使館への道すがら眺める風景ひとつも面白い。

ひと口に発展途上国と言っても、普段テリトリーとするアフリカの国々の見慣れた光景とはあらゆるものが趣を異にする。なにせここは、一九九一年の独立までは旧ソビエト連邦、つまり旧東側陣営の大本山の一角を占めていたところだから、何から何まで旧東側式。イギリスやフラン

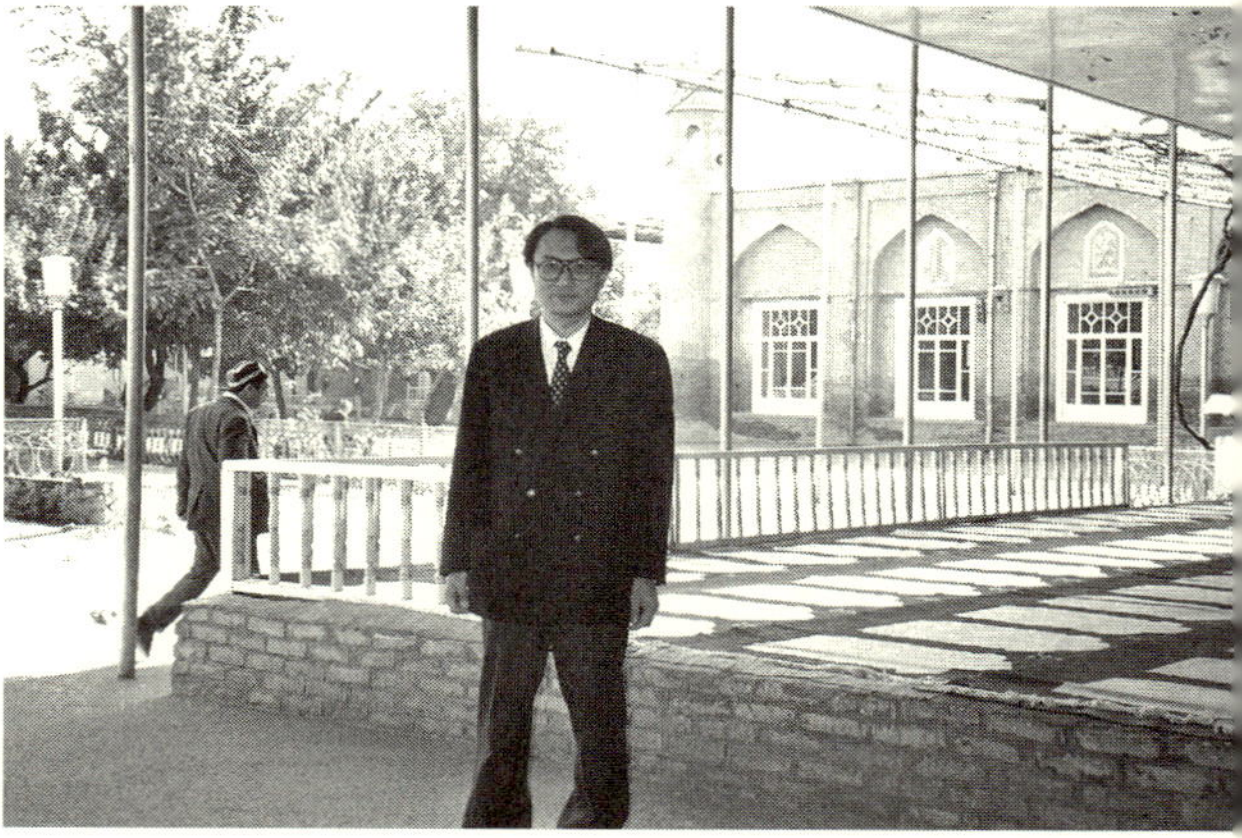

ウズベキスタン共和国　タシケントのイスラム神学校にて

スといった西側先進国を旧宗主国と仰ぎ影響を受けてきたアフリカ諸国とは根本的に異なる。

かつて昔々、旧ソビエト連邦というのはアメリカ合衆国と並び称される超大国であった。その超大国が造った街だから、あらゆるものがビッグサイズで造られている。道路はドカンと広く交通渋滞とは無縁だし、建物の敷地は広く、市民憩いの場の公園も歩き回ったらすごい運動量になる。路面電車に乗ればその線路の幅は新幹線より広い。市場に行ったら、これまた日本の平均的スーパーマーケットが五十軒くらいは入ろうかという巨大スペースに見渡す限り野菜や食料が並んでいたりする。

到着第一夜にあてがわれたホテル・ウズベキスタンはソビエト連邦時代に外人観光客向けに造られた旧一流ホテルであるが、その客室（シングルルーム）の広さたるや、パリにおけるそれの三倍はあろうかというもの。我々のイメージする「アメリカン・スタイル」そのもの。

しかし、アメリカンと異なるのは、それらのどれもがレトロなことである。昨今わが国でも流行っている「レトロ調」ではない。正真正銘のレトロなのである。ホテルの設備、ロビーの様子、昭和三十年代調で懐かしさを覚えてしまう。パリの街だって、厳しい規制に守られて伝統的外観を残しているけれど、規制対象にならない部屋内部は結構モダンに改装されていたりする。古風なのは「お面」つまり外壁だけで、中側はすっかりインテリジェントビルディングに建て替えられているものさえある。でもウズベキスタンのは、そういう規制でむりやり保存されたレトロではなく、自然に残っていますというレトロだから、時代ものの水道栓をひねったら茶色い水が出てきたりする。

ところが、この国にもチャキチャキの資本主義国の翼、ルフトハンザが飛んできて西側物資や情報を注ぎこんでくることもあり、旧ソビエト連邦からの分離にともなう影響は確実に見られる。二泊目からあてがわれたホテルはドイツ資本が入って最近建てられた新一流ホテルだが、ロビーに入った感じ、清潔感、どれをとっても西側先進国のそれとまったく同じで、建物内にいる限り旧東側の国にいる実感はない。しかし、同時に、部屋の広さもベッドの大きさも西側欧州ビジネスホテルサイズ、つまり部屋の広さは三分の一に、ベッドの幅は半分になってしまった。ホテルの常識も東側から西側に変わりつつあるということであろう。

また、一般庶民レベルでも、とにかく政府が食わせてくれていた時代から意識は変わり、自身

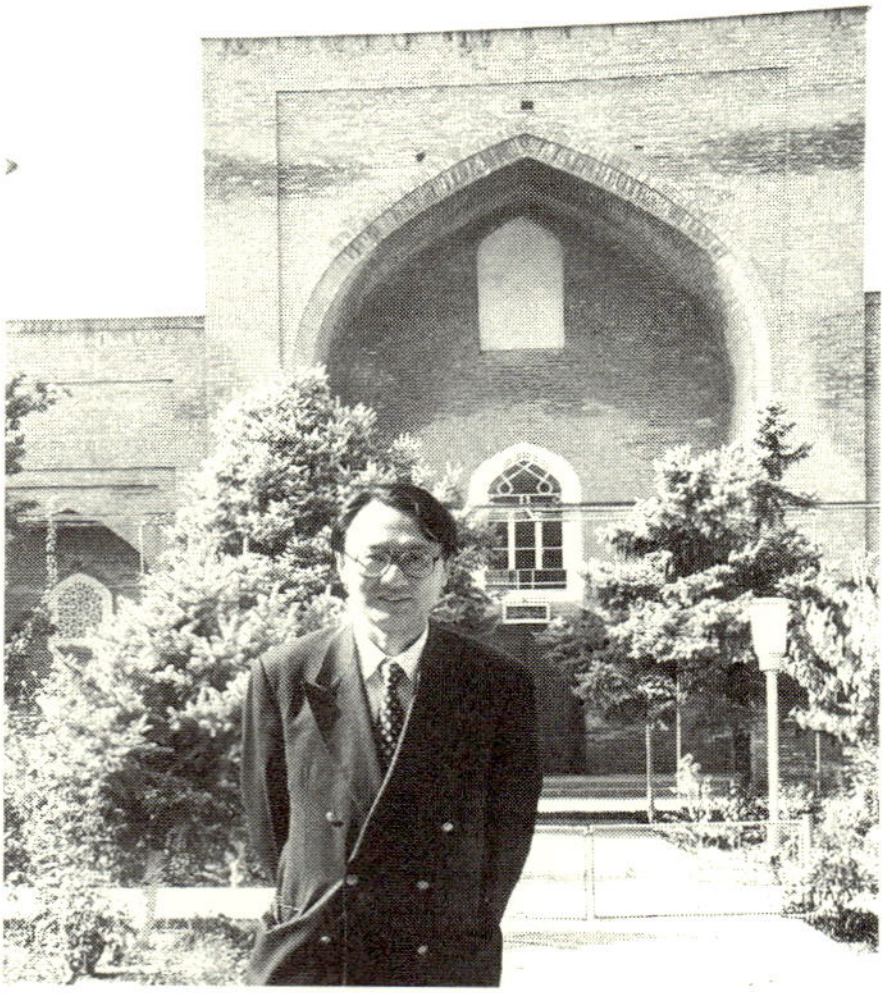
ウズベキスタン共和国　イスラム教施設にて

の工夫で稼ごうという者も出てくる。旧市街の市場では、ペット用の小鳥屋があって、そこで売られている九官鳥は毎日毎日テープで人間の言葉を吹きこまれて特訓されているとか。そしてしゃべれるボキャブラリーの数が多くなるにつれ、商人が告げる値段は比例級数的に釣り上がっていくという、何とも資本主義的ちゃっかりさなのだという。物の値段も旧東側常識から西側常識への移行期で両者混在していて面白い。現地通貨と米ドルの実勢交換レートから日本円に換算すると、地下鉄運賃一回五円、ウォッカ一本八十円、陶器の急須三十円、三十センチ四方のシルクロード調じゅうたん百円、街中のレストランの夕食を豪華に食べて六百円、公務員初任給三千円という旧東側的価格と、ドイツ資本一流ホテル一泊一万二千円、同ホテルでの夕食三千円、バナナ（当然輸入もの）一房二百円という西側的価格が、同じ街で共存しているのだから。

これから五年先、十年先にこの国の西側的割合と旧東側的割合の比率がいかほどになっているのか、楽しみではある。

同性愛者の権利

話は任国のフランスに戻り、去る十月十三日に国民議会でひとつの法案が最終読会で採択された。その名をPacte civil de solidarite（ＰＡＣＳ）という。直訳の「連帯市民契約」では今ひとつ何のことかわからないが、実はこれ、同性愛者にも結婚と同等の権利義務を認めるという画期的なものである。

共同生活を送る「カップル」がこの契約を結び、役所に登録すると、社会保障（片方の保険で他方も診察を受けられる。いわゆる「被扶養配偶者」的感覚）や相続（三七・五万フランまで控除、それ以上では規定の税率）などの権利が保証され、所得申告ももちろん一戸所得として申告できる（ただし契約三年後から）。

「結婚」という一制度に限らず、多様なカップルのあり方を認めていくやり方は、この国らしくて面白い。同性愛者たちは、これがゴールということではなく、さらに、家庭を築き子供を育てる（現時点では同性愛カップルが養子をとる権利までは認められていない）という「普通の家庭」並みの権利を求めていくであろうし、ラテンのこの国の人々もフレキシブルな姿勢で耳を傾けていくことであろう。そう考えると、今回のＰＡＣＳ法はまだ過渡期の一段階で、これからどんな法的取り扱いに発展していくのか興味深く見ていきたい。

17（二〇〇〇年　春）

変化していく国

一九九九年三月、六回目のアルジェリア出張に行ってきた。一九九二年以来、猛威をふるうテロリストの犠牲者が八万人以上というこの国に、一九九六年、空港管制塔に迫撃弾が打ち込まれた翌日に初めて降り立って以来、国土のあちこちで村ごとテロリストに襲われ、数十人単位で刀で首をかき斬られる事件が頻発する時代、そして、民主的選挙で現・ブーテフリカ大統領が選出され、テロ事件が激減しつつあるこの頃と、最も振幅の大きな激動の時代に何度も定期的に訪れる機会に恵まれたのは、面白い体験であった。

さて今回、隣のチュニジアから搭乗したアルジェリア航空のいささか乱暴な操縦に、口から胃が出てきそうな思いに辟易しつつも（小さな機体に三つもエンジンを載せたボーイング727という一九六〇年代製の老朽機は、最新鋭の環境に優しい省エネ旅客機よりもエンジン出力が強かったりするので、「腕自慢の」軍人出身パイロットの手にかかると、とんでもない急旋回や急降下が可能になる）、機内で配られた新聞を開いてみると、どこかで見たことのある顔がにこやかに握

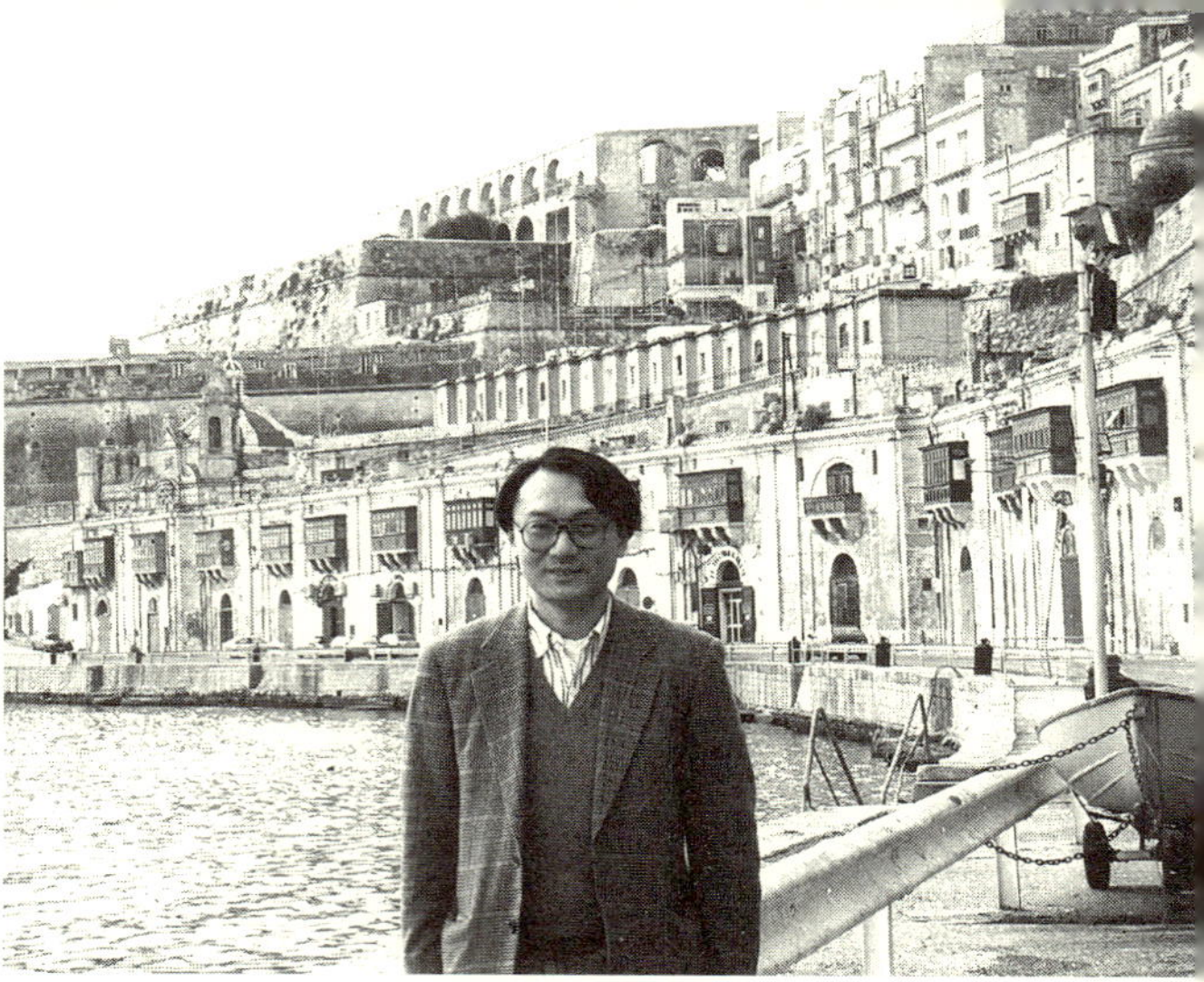

マルタ共和国　スリーマの海岸にて

手をしている。ハッと思い出した。スーダンのアル・バシール大統領である。一九九四年から一九九五年にかけて赴任していたスーダン勤務時代は、テレビのスイッチを入れると、毎日必ず、迷彩服にベレー帽姿のこのお顔を拝見できたものである。その、アフリカ最大面積を誇る国の主がアルジェにいてブーテフリカ大統領とにこやかに語りあっている。外交の表舞台への復帰を象徴するかのようなこの光景に期待しつつ降り立ったアルジェ空港はしかし、自動小銃を手にした兵士の人口密度は何ら変わりなく、いつもと同じように迎えに来てくれた防弾車は同様にフルスピードで疾駆したのであった。

ところで、今回はアルジェでの初体験が予定されていた。それは、いつもの、高い塀と三十人以上の警備員で守られた大使館敷地から出て、市内の五つ星ホテルに泊まるということであった。アルジェの治安回復をも予感させるこの初体験はしかし、最初から私の甘い楽観を崩してくれた。

ホテル敷地内に入るには、ただ一カ所の狭い鉄の門をくぐらねばならないが、そこで迎えてくれるのはベルボーイではなく自動小銃持参の警備員で、「いらっしゃいませ」と挨拶をする代わりに、車のトランクを開けて見せろと要求する（もちろん、爆発物を載せていないことを確認するためなのは言うまでもない）。第一検問をパスして、千鳥型に置かれた車止めをスラロームのように通り過ぎて坂道をくねくねと上がり、ようやく建物にたどり着く。回転ドアをくぐって入ると、そこには五つ星ホテルのイメージとはいささか異質のモノが置かれ、異質の音をたてていた。そう、日本ではせいぜい空港搭乗口でしかお目にかかれない、金属探知機が置かれていて、「ピー、ピー」と、お客のポケットのコインやら万年筆やらに反応している。こうして第二検問を通過して、ようやくフロントにたどり着き、さらに「パスポート拝見！」とやられて、ようやくお客となれる。一泊六千ディナール、一万円足らずのお値段は東京のビジネスホテル程度だけれども、一人あたりGNP千五百ドル（『世界の国一覧表』世界の動き社　一九九九より）のこの国にしてはすこぶる高価である。金で安全を買うということであろう。

確かに、この国のテロ犠牲者数は激減しており、統計上、普通の国になりつつあるように見える。しかし、この種の話の常として、変化というのは一直線にはいかないものである。今回の出張の数日前にも、セネガル大使館の警備官が射殺されるという事件があったばかりだが、ときどきこんな揺り戻しを経験しながら全体として底上げされていくのであろう。いずれにしても、「変化していく国」というものを再々訪れ、ガイジンの目で継続的に眺めていくというのは、なかなか興味深き経験ではある。

ところで、変化、変化と書いてきたが、この国にも変化とは無縁の、しっかりと根をおろした伝統というものがある。

今回は空港から市街へ向かうハイウェーから、羊の群れがいつも以上に見られた。ところが、彼らのほとんどは、あと一週間ほどで首をかき斬られる運命で、来々週にはもうこの世にはいないという。イスラムの二大祭のひとつ、イード・アルアドハー（犠牲祭）で、巡礼月のズー・アルヒッジャ月の十日から十三日にかけて行われ（当然、西暦とイスラム暦では異なるわけだが、二〇〇〇年では三月十七日からの数日に相当）、その初日、メッカ巡礼者が動物犠牲を捧げる日にあわせて、イスラム世界の各家庭では一斉に犠牲（たいていは羊）を屠る習わしになっている（『イスラム事典』平凡社　一九八二より）。だから、その数日前から、一軒家では庭に、アパートならばバスルームかトイレか屋上に羊がつながれて所定の日を待っていて、当日は各家庭で一斉に儀式が行われるから、排水溝のトイはヘモグロビン（血色素）の色で真っ赤に染まるという話も聞いた。

もっとも、需要と供給の関係に基づき高騰するこのシーズンの羊は、一頭約三万円ほどするそうだから、すべての人々がその儀式を実施できるわけではなく、やはりある程度の経済条件を満たす家庭に限られる。そして、それが実施できる家庭では、解体した肉を、サダカ（注「喜捨《きしゃ》」を意味するアラビア語。イスラム法に定めるイスラム教徒の義務としてのザカートに対し、自発的な喜捨を意味し、それが自発的であることを強調するために、サダカ・アッタタッウー（自発のサダカ）ということもある）（『イスラム事典』平凡社　一九八二より）の精神にもとづいて、周辺の羊の買えない人々にお裾分けして、みな仲良く羊料理に舌鼓をうつということになっている。

18 （二〇〇〇年 夏）

フランス外務省の医務官

海外勤務に出て気になることのひとつとして、我々の同業者、すなわち、ほかの国の外務省のドクトル外交官たちの動向というのがある。

当地フランス外務省のお話をうかがうべく、同僚医務官とともに、フランス外務省の診療所長を招待した。ビジネスランチのその席で、陽気なフランス人ドクトル外交官は、我々にはうかがい知れない話をいろいろしてくれた。

募集要項に「臨床経験十年以上」と明記され、中堅以上の医師を採用している日本とは異なり、どこの任地に行っても、フランス側はみな若い。それというのも、これは「兵役の代わり」だからだという。近い将来の廃止が決定され、終焉が見えているとはいえ、この国は徴兵制、すなわち、一定年齢に達した男子は兵隊さんにならなければならない、という御触れをしいてきた。そして、その代替手段のひとつとして「在外公館の医務官勤務」というのがある。すなわち、医学部を出て無事医師の資格を取得した者ならば、兵隊さんになる代わりに、一年半の在外公館医務官勤務をやれば、それで兵役免除されるという。

運動音痴の私からみれば、大使館医務官をやれば兵役が免除されるとは、こんなに素晴らしい制度はないように見えるわけで、医務官不人気ポストの人材難などというのはありえないと思われるが、ただ前述したように、この国も徴兵制の廃止をすでに決定している。今後はリクルートの方法を変えなければならないわけで、医務官制度の激変も予想され、今後の動向に注目される。

ところで、後半になると、この診療所長、いろいろと我々に質問を投げてくる。フランス人外交官の健康管理をつかさどる総責任者、そして、大規模公館たる東京のフランス大使館には大勢の外交官たちが働いているわけだから、職務上の使命感も旺盛になるのであろう。

曰く「日本には〝MUKADE〟という猛毒をもつ虫がいるという報告があるが、これはサソリの一種なのか？　刺されたら助からないのか？　抗毒素血清の製品は用意されているのか？」「日本には〝MAMUSHI〟という毒蛇がいると聞くが、抗毒素血清は？」「日本には〝FUGU〟という毒魚がいると聞くが、年間死亡者数は？」などと矢継ぎ早にきた（本人が大真面目であるのは言うまでもない）。

ところで、東京のフランス大使館には医務官の配置がない。だから、日本の医療関係の話を医師の目で調査して外交ルートで本国にあげるというルートはないと考えるのが自然であろう。代わりに、一般の書記官あたりが、新聞記事でたまたま目にとまった話や伝聞情報をあげる程度であろう。それをパリの本省で目にしたフランス外交官の健康管理費任者が、不安にかられて〝ＭＵＫＡＤＥ〟や〝ＦＵＧＵ〟の情報を渇望するというのも、理解できる話ではある。

　ここは日本国医師の使命であるから、当方二人で、本当のところを丁寧に説明させていただいた。

「フグの毒はテトロドトキシンで、呼吸筋マヒをきたす。分解されるから、それまで、人口呼吸器につないでおけば大丈夫だよ！」というのは、私の学生時代に生理学の授業で教授が雑談した内容が（たまたま偶然）頭の片隅に残っていたものだったが、まさかこんなところで役に立つとは思わなかった。

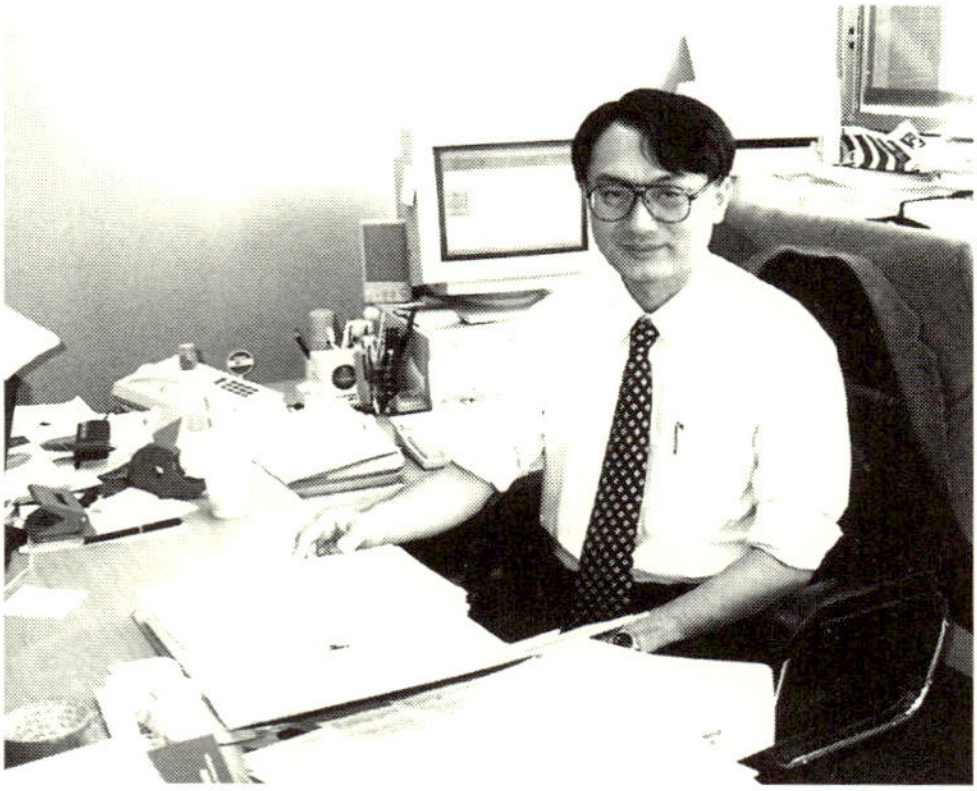

医務官執務室にて

私のパリ＝ダカ

みなさんご存じと思うが、パリ＝ダカとは、パリ＝ダカール・ラリー、パリの凱旋門からサハラ砂漠を越えてダカールまでのコースで四輪駆動車やトラックで競いあうのから始まったラリーで、日本勢が健闘するからわが国でも人気は高い。

今回、私自身がこのコースを飛び越えることになった。五月十五日付けでいただいた辞令には「在セネガル大使館に配置転換する」とあり、それから四十日以内にはダカールの地にいることになる。

一九九五年の秋、スーダンはナイルのほとりから、ゼネスト真っ最中のパリに転勤してきてから四年半、早いものだった。

広域支援公館として、アフリカや中近東所在公館の支援をするという館の使命から、思わぬ場所に急派されたり定期巡回したりと、忙しくも面白い経験もできた。

アフリカのガボンから戻るも、ド・ゴール空港到着ロビーでチケットを渡され帰宅もかなわずそのままチェコのプラハ行きのフライトに飛び乗ったこと、パリ発ジャカルタ行きのエールフランス国営航空四番目の長距離路線を二往復したこと、ギニアはコナクリーから「神の国を建設するんだ！」と主張する放浪旅行者の保護ケースに向精神薬で鎮静をかけながらの緊急移送、はたまたカイロにベルリン、ウズベキスタンと、パスポートの入国印は増補してもあふれ返る賑わいになった。

テロリスト天国のアルジェリアで、昼は防弾車の全力疾走を堪能し夜は銃声をBGMにまどろんだのは、ブーテフリカ大統領の登場で、遠い思い出になりつつある状況になった。

結構物騒なお膝元のパリでも、地下鉄爆破事件の被害者や性的犯罪被害者などの邦人のお世話をさせていただく機会が重なり、心的外傷の分野に否が応でも私の関心を向けさせてくれ、拙訳という形で、日本の事故・犯罪被害者の方々のささやかなお役に立たせていただける機会に恵まれたのは予期せぬ収穫であった（Harbert, C.: *Understanding Your Reactions to Trauma.* University of Oxford, Oxford, 1995.（勝田吉彰訳『心に傷をうけた人の心のケア』保健同人社　東京　一九九九））。

次の任地セネガルは、わが国ではパリ＝ダカール・ラリーぐらいでしか知られていない場所ではあるが、数十人の青年海外協力隊員やＪＩＣＡ（日本国際協力機構）専門家をはじめ、数多くの同胞たちがこの国の発展のために汗を流していると聞いている。多少なりとも縁の下からお支えしていくことができればと願っている。

第Ⅱ章　アフリカ最西端の国で人々の生業を見つめた日々

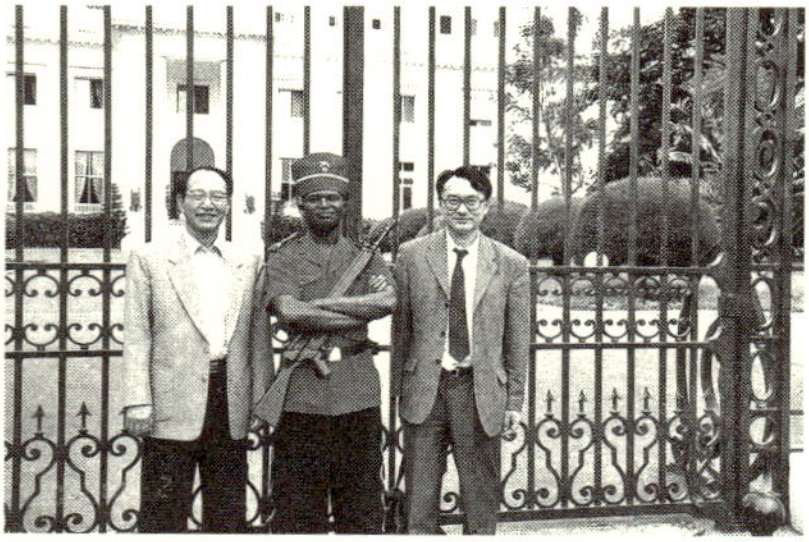

ダカール　大統領官邸前にて衛兵と

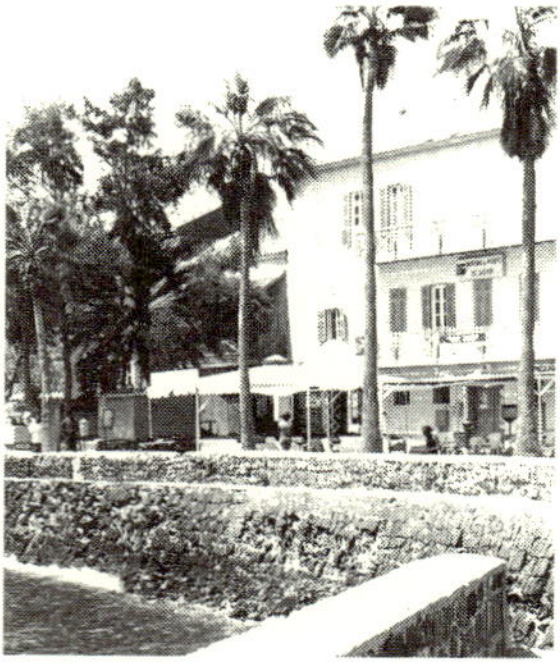

ゴレ島

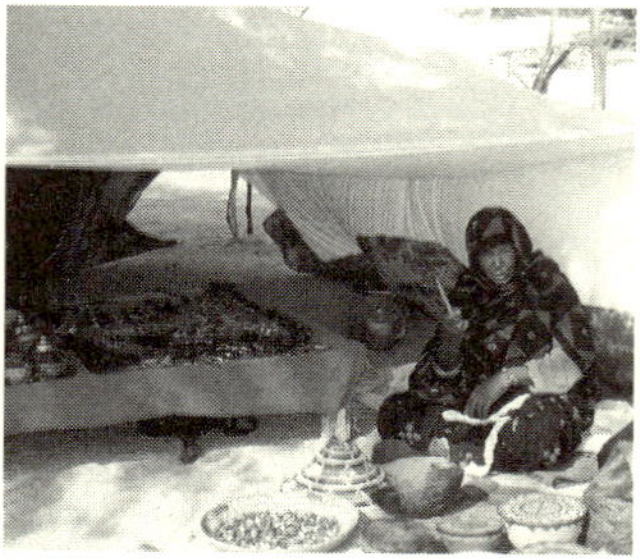

モーリタニア　砂漠の民

19 （二〇〇〇年 秋）

アフリカの水を飲んだ者はアフリカに還る

アフリカにかかわる人々の人口に膾炙《かいしゃ》する諺に、「アフリカの水を飲んだ者はアフリカに還る」というのがある。その諺そのままに、六月十五日にパリ・シャルル・ド・ゴール空港を飛び立ったエールフランスのエアバス機は、私をセネガル共和国の首都、ダカールへ向けて運んでいた。

一九九四年から在スーダン日本国大使館に勤務していた私は、それに引き続く在フランス日本国大使館の任期を終了し、ここ再び地中海を越える機上の人となっていた。窓越しに果てしなく広がるサハラ砂漠の赤茶けた絨毯、隣席のご婦人の漆黒の肌に美しく映えるネイルアートといった背景に、懐かしさと期待をないまぜにした独特の想いを胸に、ダカールに降り立った。

タラップを降り立った瞬間、もわっと生暖かい空気に包み込まれる感触に、毛穴のひとつひとつが開いていき、勝手知ったるアフリカの感覚、体で覚えたアフリカの感覚がよみがえってきた。体の中の「アフリカの水」が沸きたってきた……、そんな感覚だった。

迎えの公用車はアフリカらしく四輪駆動車が待っていて、パリ＝ダカール・ラリーのようにパジェロに揺られてダカールの街を走りぬけ、私の転勤の旅はゴールインしたのであった。

ニッポン留学候補生

私が転勤してきたこの季節、日本への国費留学生の選考シーズンであった。この選考作業は私が外務省に入って最初の任地スーダンでお手伝いして以来で、広報文化センターだけで何名もの本官や現地職員を抱えるパリでは医務官なぞの出番はなかったのが、ここダカールにやって来て再び声がかかるようになった。

まずは第一次筆記試験。理科系学部生には数学や物理の筆記試験もあるが、これが難物。問題は○×式に加えて筆記式もある。模範解答が日本から送られてきていて、それを見ながら大使館員が採点せよというのが、ニッポンの文部省（当時）のご意向なのだが、たとえば「sin θ (cos θ − sin θ)」が模範解答と書いてあって、答案に「sin θ cos θ − sin2 θ」とあったら、「これは○なの×なの？」といった話になってきたりするから、いきおい、館内唯一の理科系人間たる医務官の机に数学答案の山が持ち込まれてくる……というのは、ある程度自然な流れでしかたがない（精神科は文系じゃないの？なんてディスカッションはこの状況では余地ない）。

ここで大幅に絞って、後日面接。我々のほか、大使館現地職員やセネガル文部省の担当官といったセネガル人も交えて、それぞれ聞きたいことを尋ねていく。なかなか緊張を強いられる作業だが、立場が立場ゆえ、私の下手くそなフランス語を懸命に理解して、ゆっくりと答えてくれるのはありがたい。

精神科医としては、東洋の島国に降り立って異文化適応ができるかどうかに関心が向くのだが、軍隊経験の中身なぞ聞くと、こりゃあどこでも生きてけるわい！と思うことも多く、みななかなかたくましい。

「日本、フランス、アメリカの奨学金に全部受かったら、どれをとりますか」と聞かれて、元気良く「ジャポン！」と優等生的答弁を返してきたイスラム服の女子大生に、「日本では食文化が異なるが適応できますか。あなたは、ナマの魚が食べられますか」と聞いたら、いささか顔をゆがめながら「oui」、「では、豚肉を食べられますか」「……（絶句、そしてじっと下を向いて沈黙）……」と本音が見えてくる。イスラム教徒にとって、豚は不浄なもの。この問いは我々日本人が「あなたはトカゲが食べられますか」と問われる以上にハードな質問なのであろう。昨今、下手すると天婦羅にさえハムが入っていたりする日本で、コンビニ弁当にも手を出さず、インスタント食品粉末まで含め豚肉を排除するのはかなりの注意力の持続を要求されそうだが、不可能というものでもなかろうから、ここは減点なしで対応（ほとんどすべての候補者が右に同じだから、差がつかない)。

日本についての知識を問われると、「ニンテンドー! ゲームボーイ!」と目を一瞬だけ輝かせるもあとがまったく続かなかったり、「知ってる日本の食物をあげよ」と問われて、「ネム」(ベトナム風春巻。日本料理店など一軒もないダカールで育ったら、しかたのない答弁か) などなど、やはりここは日本からは遠~い国なのだと実感させてくれる。

二日間にわたる面接もつつがなく終了し、日本・セネガル双方、六名で協議。研究方向性、意欲、帰国後セネガルへの貢献可能性などなど、いくばくかのディスカッションを経て、激烈な競争率の勝者が決定された。彼ら彼女らが日本の土を踏むのは翌年に入ってからとなる。

フランス製アフリカ向け教科書

九月からの新学期をひかえたこの季節、書店やスーパーの店頭には教科書が並ぶ。一年生の国語(フランス語)教科書を手にとると、とてもきれいな印刷である。街で見かけるチラシ類とは明らかに異なる先進国風と思って裏をみたら、ちゃんと「フランスにて印刷」と表示され、パリは五区の出版社アドレスまで記されている。旧宗主国が親切にも、教科書まで供給して、フランス文化の保護に努めているのである。

中の挿し絵にはいっさい白人が登場せず、伝統的アフリカ農村社会でものごとが進行する筋立てになっている。最初のページにはカメルーンの詩人を引っ張り出してきて、「かぞく、いえ、うまれたむら」と題し、ワラぶきの小屋の前で「ここはわたしのいえだ。ほんとうのわたしのいえだ。（中略）みんながはなしているほうげんは、わたしのことばだ。うたっているのは、うれしいこともかなしいことも、わたしのものだ……」と詩わせアフリカのアイデンティティーとプライドをしっかりと尊重しながら、ちゃっかりフランス語を教えてしまうというその巧妙さは見事というほかない。

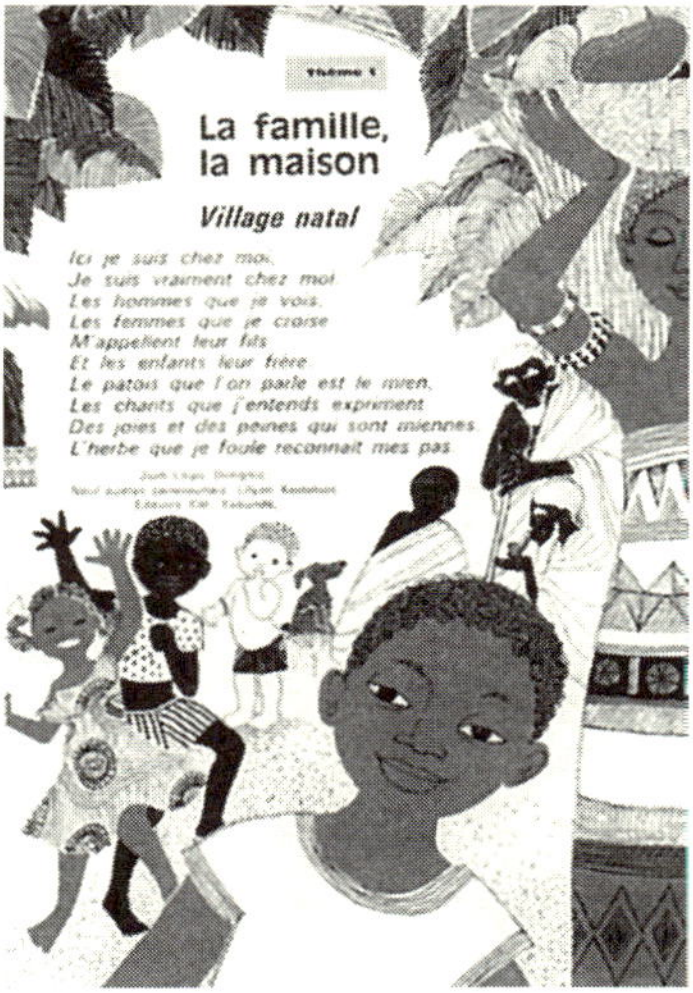
La famille,
la maison
Village natal
Ici je suis chez moi.
Je suis vraiment chez moi
Les hommes que je vois,
Les femmes que je croise
M'appellent leur fils
Et les enfants leur frère
Le patois que l'on parle est le mien,
Les chants que j'entends expriment
Des joies et des peines qui sont miennes
L'herbe que je foule reconnait mes pas
1年生国語（フランス語）教科書の1ページ。フランス製ながら、中身はアフリカ仕様

　スーダンでは決して見られない、旧フランス領西アフリカ諸国独特のアイデンティティー形成過程の一端を垣間見た思いであった。

20（二〇〇一年 冬）

インフォーマルセクター

アフリカの経済統計を見ていると、一見、目をおおいたくなるような「貧しい」数字が載っている。たとえば、セネガル共和国の一人あたりGNPは五四〇ドル、これは一年の数字だから十二で割ると月給四千八百円！　いくらなんでも、これで暮らしていくのは可能なの？と首をひねるところだが、街を見渡してみれば、結構キレイな服を着た人々が栄養状態満点な顔をして歩いている。物乞いだって、各信号にせいぜい四～五人程度、ダカールの人口から見たら微々たるものである。

どうも数字と目の前の現実が合わないと思ったら、この国の経済活動にはインフォーマルセクターの占める割合が高いからだという。

ある日、マーケット帰りの私の車が突然動かなくなってしまった。運転手君が何をやってもどうにもならず、携帯電話でいきつけの（正式の）修理工場に連絡しても、土曜で休業中。道端にポツンと取り残された。小三十分ほど途方に暮れていると、幸運にも同僚が通りかかり、その運転手君とわが運転手君が何やら相談、どこかへ走り去ったと思ったら、三十分ほどで、おんぼろバンを伴って戻ってきた。ロープを取り出してきたと思ったら、何と即席レッカー車の出来上がり!!　私は同僚の車で帰宅、即席レッカーに牽引されたわが愛車はどこかへ消え去り、とりあえずはおさまるべきところにおさまった。

夕方、運転手君がホンダ代理店のエンジニアを伴い戻ってきて、「ベルトがこの通り（現物持参）切れていた。周辺部品二点と合計で八万九千CFAかかる。これを買って取り付ける」と言うので、それを手渡すとまたどこかに消え去った。

翌日曜日、足のなくなった身ではどこにも行けず、午後の昼寝を楽しんでいたら、突然呼び鈴が鳴って、なんと復活した愛車と運転手君が戻ってきて、快調な音をたてているではないか！この素早い展開には思わずうならざるを得なかった。

故障して道端で立往生……という事態になったら、日本ならJAF、イギリスならAAというふうにしかるべき業者を呼ぶことになるが、週末ならなかなか来てくれない。私の経験では、イギリス留学時代に立ち往生の経験が三回あるが（当時貧乏留学生の身で買える車ではしかたない。イギリスの車の品質云々ではないので誤解なく）、いずれも約二時間かかった。しかしこの国では、運転手の「友達の輪」が二十分でレッカー車に変身してしまった。

正規の修理工場が休みの週末、先進国ならば当然月曜日まで待つことになるのだが、これまた運転手の「友達の輪」でもって、なぜかプジョーではなくホンダの店から部品が手に入り、極めつけは日曜日のうちにどこかで作業が完成してしまったことである。

いずれも、正規のチャンネルが休業している間の出来事、わが国ならこういうのを「もぐり」と称して辺縁化するのだろうが、この国では堂々とまかり通る。そしてユーザー（私）は正規チャンネルよりはるかに便利なサービスを受け、提供側は（たぶん）税金なしに臨時収入を得て……、そしてこうした過程はいっさいGNP統計には載らないという仕組みの一端を垣間見させていただいた。

医療の階級化

国民皆保険の日本国で医療を受けると、少なくとも建前上は、富める者も貧しき者も均質なレベルの医療が受けられる。そんな日本国を一歩出ると、所得水準と受けられる医療レベルとの差が厳然と存在する現状に直面させられる。

雨期のある日、四〇度の高熱と頭痛を主訴とする日本人在住者が診察にやってきた。雨期にこういう症状を見たら、まずマラリアを疑うのがこの国におけるプライマリケアの定石であるから、検査センターへ、ということになる。医薬検分業の旧宗主国フランスをお手本に社会システムが組み立てられているこの国では、診察医は検査処方箋を書いて患者さんに手渡し、検査センターに行ってもらうという手順になるのだが、中に一軒、電話ひとつで検査技師 or 医師が市内どこでも（自宅だろうがホテルだろうがどこでも）道具一式かついで出張してきて採血してくれる、という気のきいたところがある。

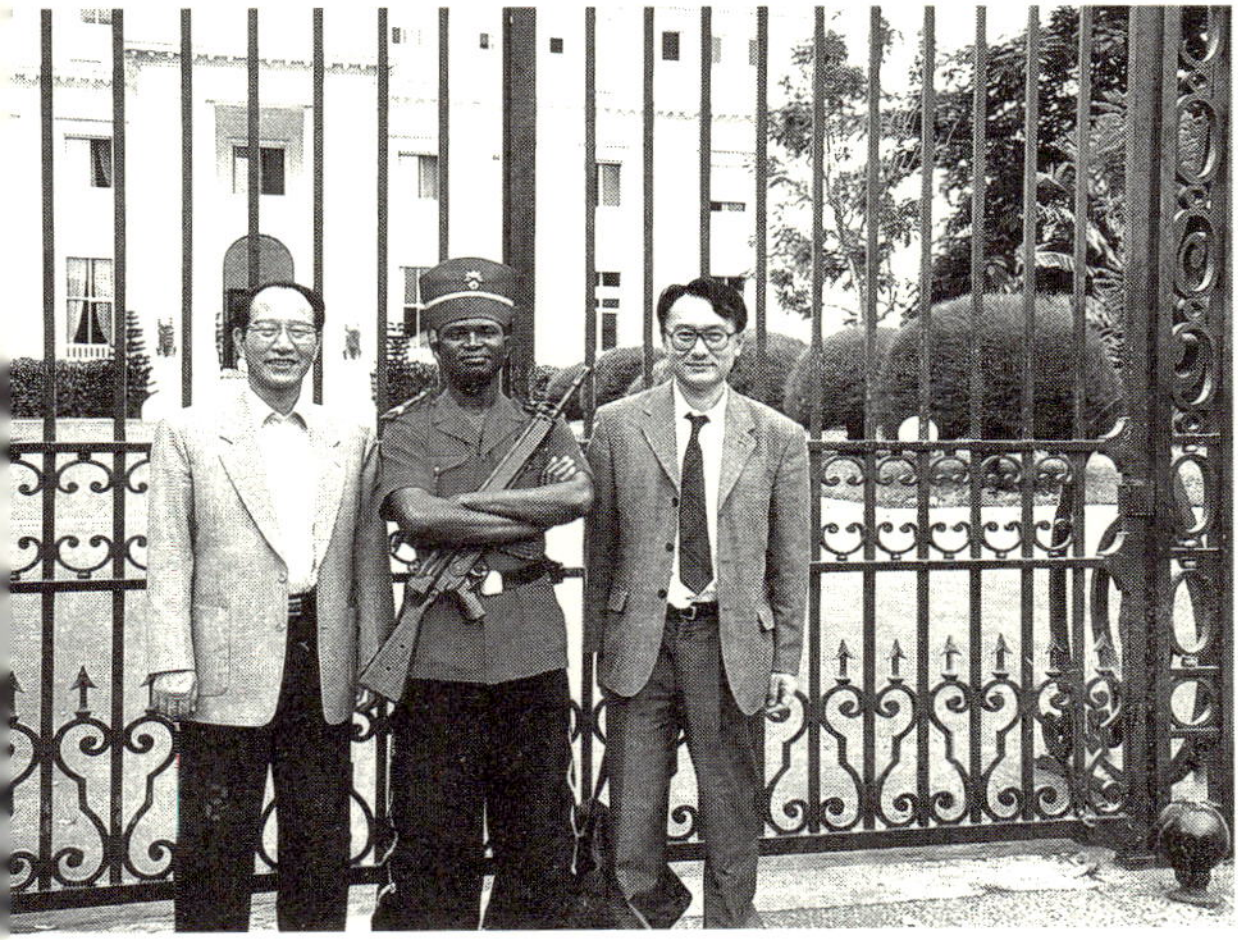

ダカール　大統領官邸前にて衛兵と

さっそく電話を入れ、大使館医務室に出張してきていただく。ギムザ染色の鏡検、ＱＢＣ（蛍光抗体法）セットで約三千円相当とお値段もリーズナブルである。我々にとっては。

しかしである。ふと考えてみると、この金額は例えばガードマンの月給五万ＣＦＡ（約八千円）のこの国の平均的な人々にはおいそれと払える額ではない。年間罹患数二十七万人のこのありふれた病気の検査診断コストがこれでは、大勢の人々はどうしているの？と首をひねっていた。

そんなある月曜日、旅行者が大使館を訪ねてきた。昨日（日曜日）マラリアとおぼしき症状を発症し、ホテル従業員に教えてもらった近くの救急病院に行ったが不安なので、相談に乗ってほしいという。聞くと、あまり清潔ではない診察室で、当直の医者は症状をふんふんと聞くや、検査も何もなしでいきなりキニマックス（キニーネ類の合剤。マラリアに有効）を注射したという。つまり、ダカールで中くらいのレベルの医療を受けると、血液検査なしにいきなりキニマックスということのようだ。この薬についているプライスタグは五、三七一CFA、月給の一割とは高いなあと思っていたら、さらに地方に行くと、薬品庫の主流を占めるのはクロロキンだと聞いた。寄生虫学の教科書には真っ先に登場はするものの、今や耐性率三〇%、「効かない薬」になりつつある。値段だけは段トツに安く、地方農民層の手に届くのはこの薬だけである。

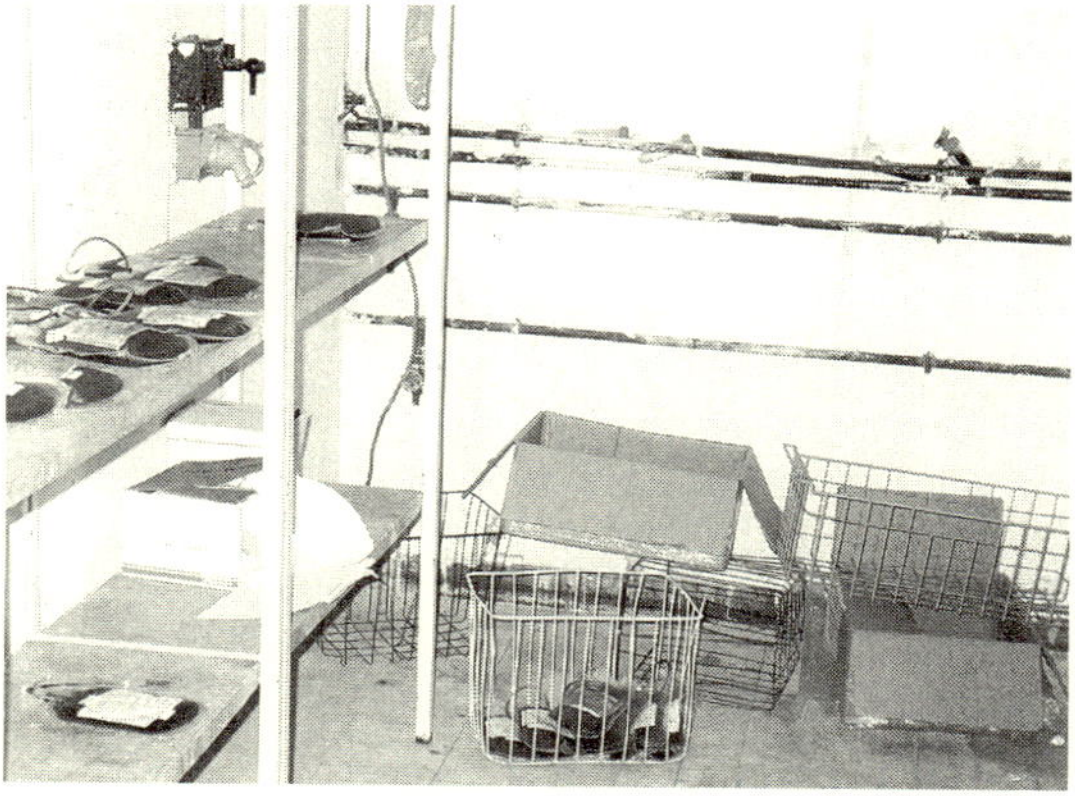

倉庫に無造作に置かれた輸血用血液

かくの如く、財布の中身によって、受診できる医者の質が異なり、検査内容が異なり、そして薬まで異なるという厳然たる現実が存在する。ここセネガルだけが特殊なのではなく、少なくともこれまで私が見てきたところ、ほとんどのアフリカ諸国では事情は同様であった。

ただ、この現実を多少なりとも緩和しようとの努力が存在するのも事実であり、わが国をはじめとする先進諸国のＯＤＡは公立病院や保健施設を中心とする、一般庶民ないし貧困層対象の施設に振り向けられるのが常であるし、また、製薬会社はアフリカ価格（？）なる多少なりとも利益を我慢した値段で医薬品を出している（たとえば、抗菌薬タリビッドはOflocetの名前で売られているが、十錠入りパッケージがフランスで約二千円相当に対し、セネガルでは約千四百円相当と、三分の二の値札がついている）。

現実的レベルで、多少なりとも格差是正に動いていくことを願うばかりである。

21（二〇〇一年　春）

ラリーの表情

例年、一月のある日、ダカールの街が一年で最も盛り上がり、その映像が世界中に流れる日が来る。パリ＝ダカール・ラリーのフィナーレを飾る日である。

パリから海を越え、砂漠を爆走し、さらにサバンナを疾駆して約三週間にわたってアフリカの大地を駆け抜ける四輪駆動車の映像は年初のお茶の間の風物詩であるが、そのゴールで待ちかまえていると、いろいろな表情が観察されて面白い。

レースも中盤、隣国はモーリタニアの砂漠のあたりで死闘を繰り広げているはずのある日、当地で懇意にしている救急医から電話が入った。「レース途中で転倒・負傷した、ホセという日本人バイク乗りを、現場からダカールまで運んだから、知らせとくよ」と。ホセ？　歌劇カルメンの主人公じゃあるまいし、と訝りつつ、本当に日本人だったら邦人保護案件になるから、情報提供には丁寧に感謝して病院に急行する。

ロビーに入ると、確かに片足をギプスで固めた青年が所在なげに座っている。やはりホセは何

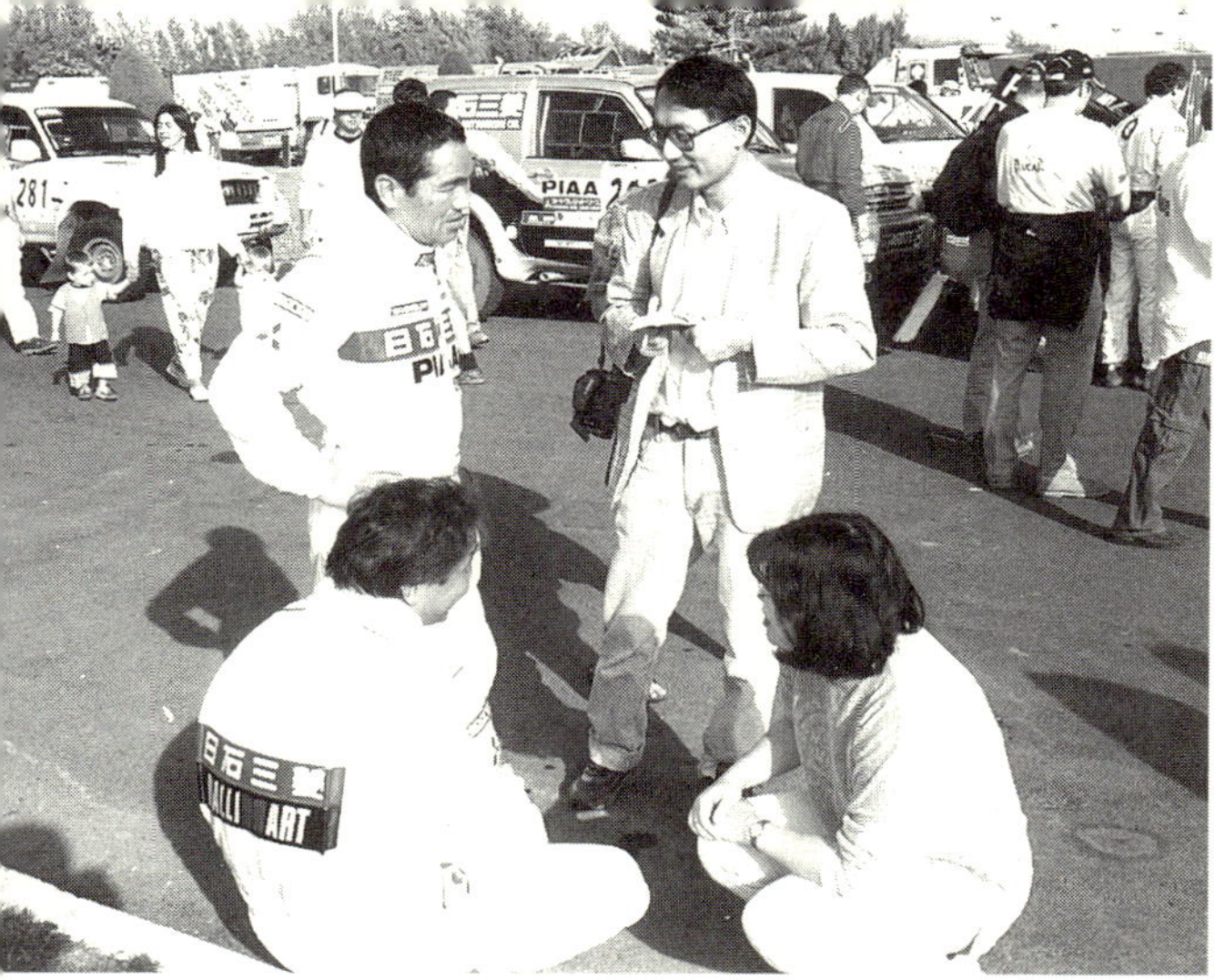

ピットにて　篠塚・増岡選手と

かの間違いで、れっきとした同胞である。砂漠を爆走中転倒し、愛車が左足に乗ってきてそれまでとのこと。同じ区間、同じ日に発生した負傷者を運ぶ緊急移送機には何と八名（！）のけが人が同乗し、なかには両腕骨折といった悲惨な例も見られたとか。幸い本人は頭部打撲もなく、意識状態、極めてクリアーだから、久しぶりの日本語にていろいろ教えてくれる。

国際的なレースは欧州・ニュージーランドと健闘してきて、今回パリ＝ダカは初参加だったが、規模、苛酷さとも、まるで桁違いだという。その砂漠の極限状態をオートバイで昼も夜もなく三週間も走りぬいてくると、体がバイクに乗った格好で固まってしまう。だから、競技を終えてビールをクイッとやりたくても、コップを握れず、毛穴まで染み込んだサハラの砂塵を洗い流すべくバスルームに行っても足が上がらず、バスタブに入ることもかなわない。そこで、レース仲間がお互いえっちらおっちらバスタブに押し上げて介助するのだという。私は外務省に入る以前、老人保健施設や認知症病棟の勤務経験もあるから、入浴介助というのはまあまあおなじみの光景ではあるのだが、屈強なバイク野郎たちがあれをやっている光景というのは、さすがに想像すらしたことがなかった。

そして、二十日の最終日には報道のとおりの結末で、郊外のラックローズ、「薔薇の湖」なる美しい名前のついた塩水湖畔にゴールインした。

翌日には、約三週間の苛酷なコースを走り抜いてきた歴々を歓迎すべく、大使館主催でレセプションが開催され、レーサーたちを歓待する、というちょっぴり役得を伴う任務を与えられ、お茶の間映像では見られない素顔をじっくり観察する機会を得た。

三菱パジェロを自在に操り、毎年上位陣に顔を連ねる篠塚選手、参加した数だけダカールを訪れているわけだから、この土地への愛着も並々ならぬものがある。今年はビッグなお土産持参、私財を投じて学校を建てるという。世界の篠塚選手が建てる学校と聞いて、レーサー養成学校と思ったら、何と小学校だという。長男のPTA活動を通じて、人間の基礎を造るのは初期の教育だと実感した、と思いを語ってくれ、だからセネガルの子供たちに基礎教育を、と実行に至った。今回一気に首位陣に躍り出て注目集める増岡選手も一児の父だが、両選手の二世ともども、将来はレーサーになりたいと言っていると聞いた。父親は「これは努力だけじゃなくて才能も必要だから見極めなければ……」と厳しいことを言っているけれど、羨ましい話である。子は親の背中を見て育つと言うが、心理・精神業界、外交官業界ともども、子が揃いも揃って「父ちゃんみたいになりたい！」と口を揃えるかというと、ちと心許ないのではなかろうか。

三菱、トヨタといったメジャーどころと同時に、自腹をきって参加してくる個人参加選手も多い。本職は社長さんに保母さん、電気工事のおじさんからジャーナリストまで……と多岐にわたるが、ワーカホリック大国ニッポンからも三週間プラスアルファの休暇をとることができる人々がちょこちょこと出てきているというのは喜ばしい。比較的少額で参加できるといわれる二輪部門でも、エントリー料三百万円、カミオン（トラック）部門の総費用ともなると五千万円という世界でのスポンサー探しの大変さ、しかし、砂漠を走りたいという情熱はそれを上回る。

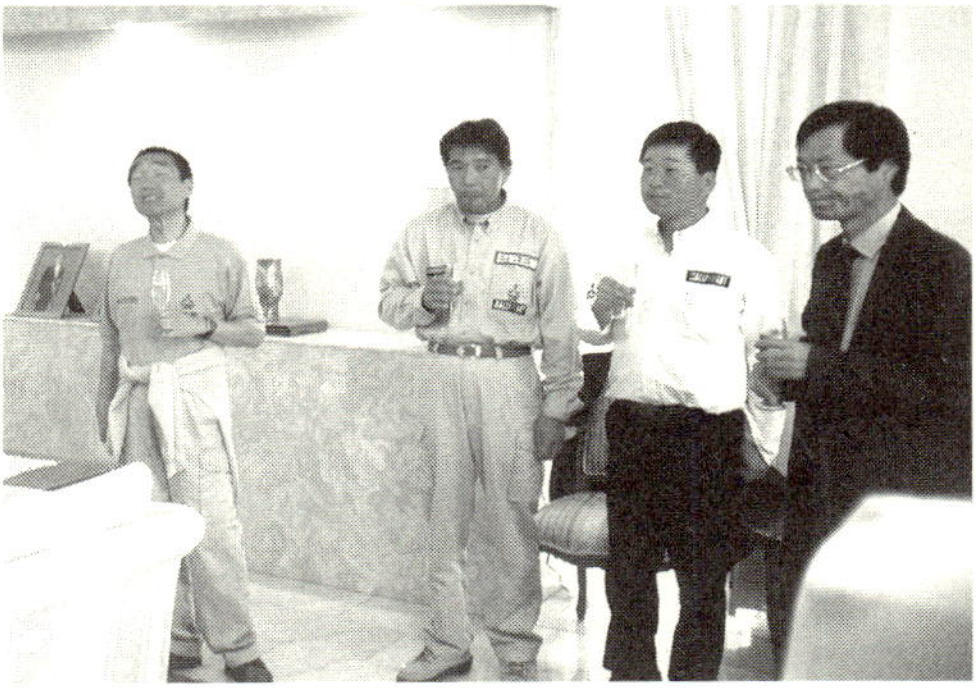
大使公邸で歓迎会（三菱チームの面々）

そして翌日から翌々日にかけて、来年も完走してここで再会することを誓い合いながら、主催者側の用意したフライトで潮の引くように去っていき、ダカールはいつものアフリカの街の表情に戻っていった。

注 二〇〇七年には、テロの恐れから、残念ながらラリーそのものが中止になってしまった。

アカデミズムの表情

東京の真ん中に東京大学があるように、ここダカールには最高学府としてダカール大学が存在する。普段、大学病院以外あまり関係のないこの施設だが、奨学金の増額をめぐってストライキにデモ、投石放火という、昨今の日本ではすっかり見られなくなった騒ぎが発生し、数日でおさまるという、ちょっとした新聞沙汰があり、注目してみる気になった。

キャンパスをそぞろ歩くと、何となく学生の雰囲気がわが国のそれと違う。男子学生のグループ、女子学生の固まり、熱いカップルというのはどこも同じだが、しかし、それだけなのである。「男女混合の集団」というものが観察されない。

この国のメジャーな宗教はイスラム教で、国民の八五%が信者である。イスラムにはちがいないが、穏健である。私の初任地だったスーダンではコーランが法律のようなもので、男女同席など考えられなかったが、街中で自由にアルコールが売られているこの国では、カップルも人前での存在が充分許される模様。しかし、コーランの教えは根底のところで人々の意識に植え付けられていて、「公認の仲」でない異性は物理的に一緒に居にくいように見える。穏健派イスラム国ならではの光景といえよう。

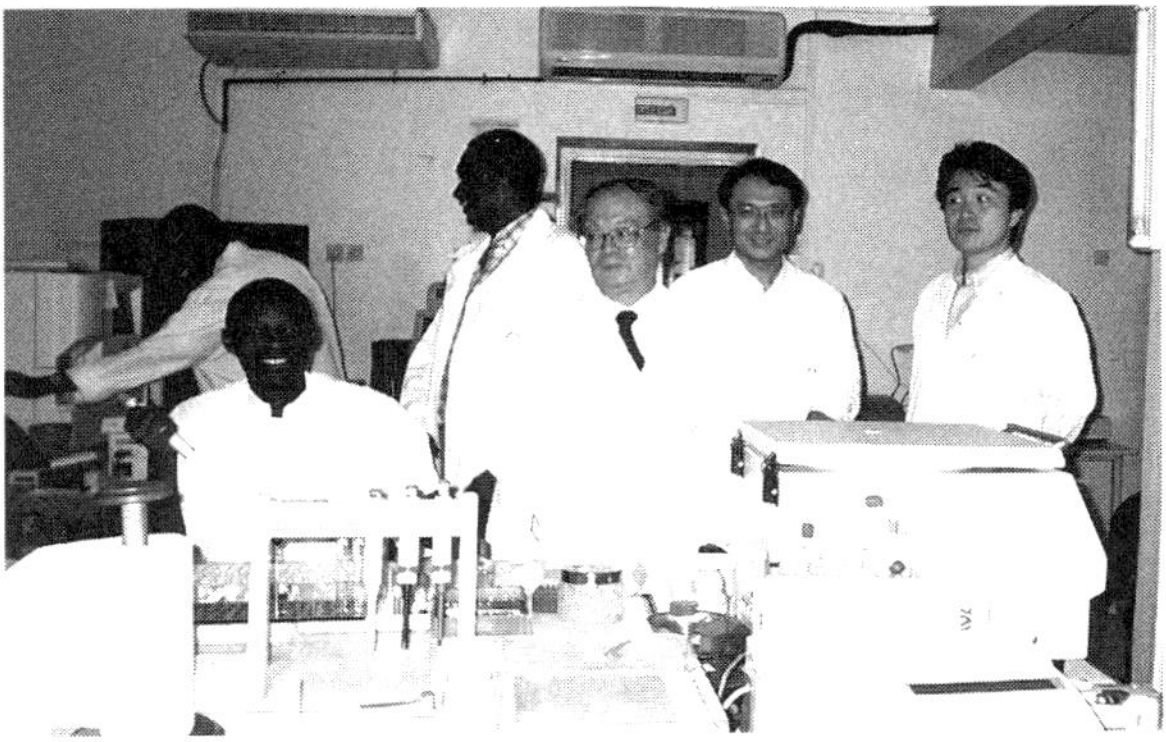
日本からの巡回医師団と

学食に行くとフルコースが一六〇CFA（約三十円）！　ただし、これはある程度の政府補助によって実現されたお値段であって、学生証を提示できない我々にはアクセス不能。

学習態度は学部を問わずすこぶる真面目、席が足りない教室では、立ってでも真剣に受講する姿が印象的であるが、その要因として奨学金獲得競争というのも一要素としてはあるという話も聞こえてくる。ハングリー精神もひと役買っての、将来のこの国を背負って立つ人材たちのこの光景。十年後二十年後のこの国の将来像に期待を抱かせられる。

22
（二〇〇一年 夏）

ダカールの総合病院精神科

ダカールの中心部、大統領官邸の近所にプランシパル病院という総合病院があり、常時人々でごった返している。この病院、フランスの援助で軍病院として建てられ、コロニアル様式の建物が美しいが、旧宗主国フランスからセネガル側に管理の権限が委譲されつつあり、変化の時を迎えようとしている。

物売りや見舞い人、物乞いに正体不明の人々でごった返す正門をくぐり、奥まったひっそりとした一角に精神科病棟がある。

部長室におさまるセネガル人精神科医に説明いただいた。余談ながら、部長の席には仏英バイリンガルのセネガル人精神科医が座り、助手席にフランス人精神科医が座っているのは、この病院の変化を暗示していて面白い。旧植民地時代なら言うに及ばず、ほんの十年ほど前でもまず間違いなく立場は逆だったであろうに……。

精神科病床は一般病室二十七室、個室四室、隔離室一室から成り、個室はバス・トイレ・冷房完備とはかなり自慢されていたことだが、私がアフリカ七カ国の精神科医療施設を見て回った範囲では、病室に冷房付きはガボンぐらいしか見たことがないから、確かにこれは自慢に値することではある。

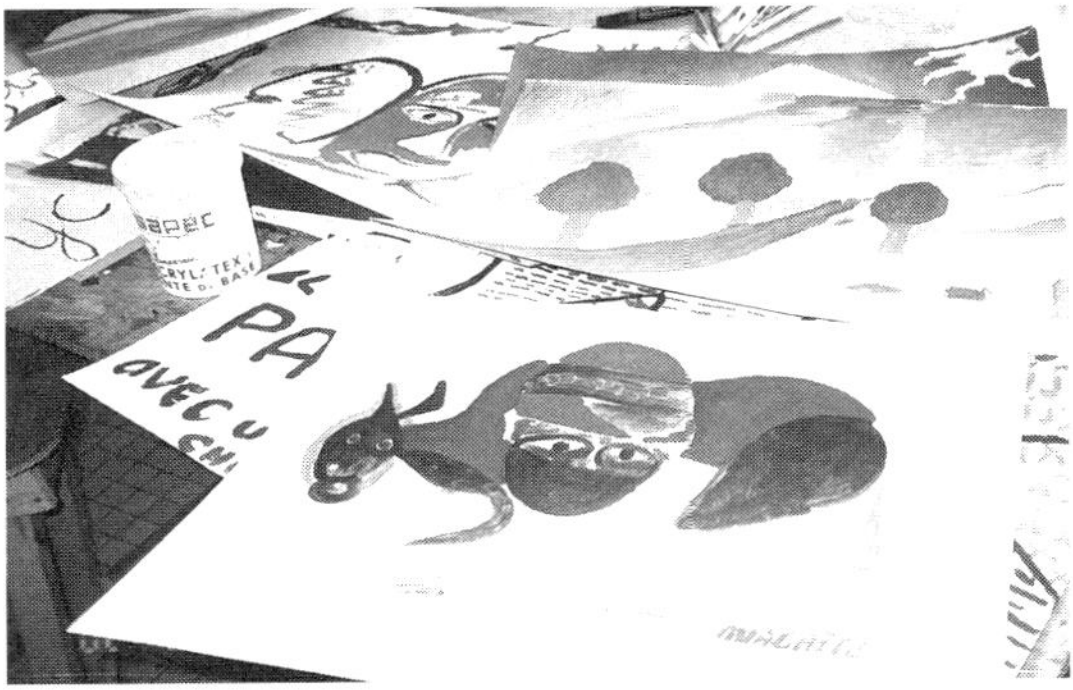

作業療法の作品

ところでセネガルには、精神科医療施設はこの病院のほか、公立と私立がそれぞれ一カ所ずつ、合計三カ所存在する。スーダン、ガボン、ギニア……と「国中探しても精神科一カ所だけ」の国が目白押しのアフリカ諸国の中では、これは〝比較的充実〟と言える数字。しかし、いかにせん人口九三〇万人のこの国、東京都人口の四分の三ほどの人数を三カ所の施設でまかなうのはやはり困難ではないか、という疑問が当然浮かんでくるところだが、民間療法との併用でなんとかこなしているという。通常、多くの人々にとって心理精神面で何らかの不調が現れたとき、最初に足を運ぶ場所は伝統的治療師のところになる。そこでは、精神障害は、先祖との契約を履行しないことによって怒った先祖の霊によって引き起こされる場合と、嫉妬を背景とした魔力によって引き起こされる場合の二通りあるとの理論に基づいて、薬草・祈祷・暗示などの処置が行われているという（状態によっては、これで症状改善するケースも確かに存在することだろう）。そして、伝統的治療師の手により改善かなわなかったケースがこの三カ所いずれかの精神科医療施設を訪れるという。何のことはない、伝統的治療師が心理精神領域のプライマリケアを担当し、精神科医療施設は二次・三次医療機関の役回りと分担が自然になされているから、三カ所で何とか回っているということなのであった。

このような事情もあり、この国の精神科医は伝統的民間医療の存在を認め、また、造詣が深い。前記の、祖先の霊との契約理論や嫉妬の魔力論などスラスラと出てくる。伝統的治療師に直接アクセスしても、概して彼らの話すのはウォロフ語を中心とする部族語であって公用語のフランス語はなかなか話してもらえないから、我々部外者が伝統医療を垣間見るためにも、精神科医たちが絶好の語り部となる。

わが国の精神科医で、自国の伝統的医療について尋ねられてスラスラと答えられるのは、多文化間精神医学会と社会精神医学会の一部の物好きぐらいなものだろうから、極端な医者不足から協調の必要性に迫られているからとはいえ、これはなかなか面白い。私の前々任地のスーダンでも同様に精神科医療側と伝統的民間療法との協調が行われていて、その「黒い精気と赤い精気」論など興味深い話を聞くことができたのが思い出される。

将来なりたいもの

先日、セネガルの村で活躍する青年海外協力隊の看護師さんに面白いものを見せていただいた。村の小学校で実施したアンケート結果である。生徒数二二七名中、親の職業「農夫」が一九九名（七二％）を占める、典型的な「おらが村の小学校」である。

「兄弟の数は？」——四人（二三％）、五人（九％）が最も多く、ムラ社会の大きな家族像が浮かび上がってくる。

「将来なりたいものは？」——教師（五〇％）がぶっちぎりの一位で、看護師（三一％）、医者（一一％）と我らが業界人が続いてなかなかの人気なのは喜ばしい。さらに親の背中を見て育って農夫（五％）が続き、弁護士（四％）をはさんで、あとは大統領、大臣、軍人……と、「憧れ系」がそれぞれわずかばかり並んでいる。アンケート実施者は「歌手」や「サッカー選手」といった回答がまったくなかったことに意外性を感じていたようだが、この国の農村地帯のテレビ普及率を考えれば、これはいたしかたないことであろう。

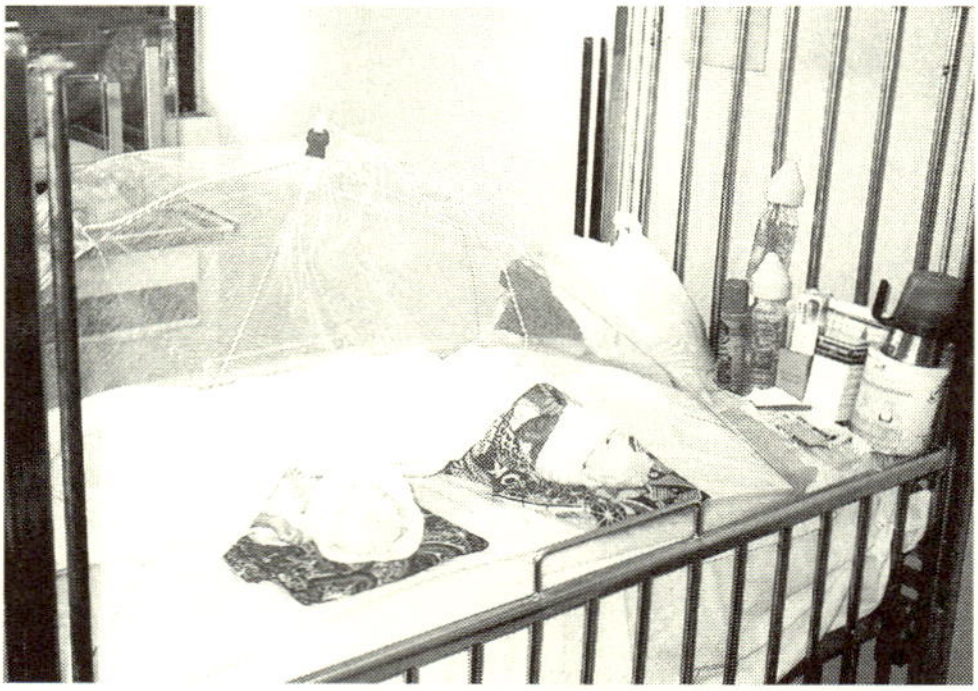
新生児病棟　食卓用ハエ除けの中で眠る新生児２人

それよりも、学級崩壊の映像がテレビを賑わす昨今の日本の状況を考えるに、「教師」という、身近にいて、指導教育する立場の人間に熱い視線が注がれるのに羨ましさを禁じ得ない。教え導く者への率直な尊敬と憧れの念が、この国の教育現場をキチンとしたものに保ち、その設備面・物質的圧倒的貧しさにもかかわらず、平均的教育レベルをアフリカの中では比較的高いレベルに維持している。

我々業界人、医者と看護師の合計四三％も高水準、この国の医療資源、なかんずく地方農村部で不足しているのは誰の目にも明らかだから、大いに頑張ってもらいたいところで、この国の将来がますます楽しみになる結果であった。

23（二〇〇一年 秋）

溺水事故

ある日曜日の昼下がり、市内のホテル・ソフィテルのプールサイドで時を過ごしていた。デッキチェアに寝そべって目を落とした旅行記は期待以上に面白く、いつの間にか私の注意はそこに集中していた。

ふと気がつくと、「メデサン！　メデサン！（お医者さん！　お医者さん！）」と叫ぶ声がするので、目をあげてみると、反対側のプールサイドで数人の人垣ができ、真ん中で黒人青年がぐったり正体なく横たわっている。誰が見ても溺水である。ホテルのスタッフとおぼしき男が何やら胸のあたりをまさぐったりしているが、その仕草はどう見てもメデサンではないので、僭越ながら人垣の中に参加させていただくことにして、周囲にいくばくかの指示を出し、心マッサージを始めた。マイク・タイソンばりの巨大かつがっしりした体躯、その、私の倍ぐらいありそうな肺にマウスツーマウスで大量の空気を吹き込む、という作業は、その場にいたマッチョなホテルマンにお任せすることにして、心マッサージに専念する。さらに、バカンス客とおぼしきフランス人男性も参加してきて、そうこうするうち、十分ほどで脈拍が戻り、呼吸が戻り、大量の吐瀉物を吐き出して、ホッとした空気が流れた。要は、心マッサージ＋マウスツーマウスのみで、挿管もＤＣショックも救急医薬品も何もなく蘇生して一件落着、ラッキーなことであった。

ところで、この場で起こったことを時系列に並べてみると、これはなかなか面白い。目撃者によれば、その黒人青年は〝かなり長い間（trés longtemp）〟救助されずプールの中で放置されていたという。旅行記に集中していて、医者を求める叫び声までまったく気がつかなかった私には、それが何分間ぐらいだったのか、浮かんでたのか沈んでたのか、わかる由もないが、確かに遺憾なことであろう。

そして上記蘇生作業が終了し、真っ先（十分後ぐらい）に現れたのは、ホテル本館からやってきた支配人。蘇生作業に携わった白人客らのデッキチェアをひとつひとつ丁寧に礼を述べてまわる。私のところにもやって来てずいぶん讃えてくれるので、「私は日本大使館の医者です。医者として当たり前のことですから」と答えておいた（キザなセリフと思われたら誤解です。私の下手なフランス語の限られたボキャブラリーでは、このくらいが順当なところ。本当なら救助の遅れを注意しておきたいところだが、こちらは、目撃者とおぼしきフランス人女性が機関銃＋バズーカ砲ぐらいのものすごい勢いで抗議していたから、まあ私の出る幕ではなかろう）。

次に、三十分ぐらいしてようやくやって来たのが救急車。現場到着が三十分後では、溺水の救命には役に立たないではないかと思うが、到着してからは手際良く運び去っていった。最寄りの救急病院はプランシパル病院、昨年度日本のODAで供与したICUモニター機器にでも繋がれたことであろう。

不思議なのは、このプロセスの間中、心肺蘇生術をやっているすぐ隣、十メートルと離れていない場所で、アフリカ踊りが何ごともないかの如く続行され、太鼓の音が鳴り響いていたことであった。ダカールの高級ホテルでは、遠来の客へのサービスとして、プールサイドやレストランなどでアフリカ踊りのショーが行われる。裸に腰蓑姿の男女十人ほどがタムタムと呼ばれる太鼓を叩きながら派手なアクションで動き回るのである。ひとつの劇団が持ち回りで公演していて、私など、食事やプールや客のもてなしなどで、この踊りをもう十回以上、筋書きを暗記するぐらい拝見させていただいている。いつもの演目ならば、悪霊に襲われて死んでしまった美女がぐったり横たわっているところに霊媒師とおぼしき男が登場して小道具を振りかざすとパッと生き返ってめでたしめでたし、引き続いて手品モードに入って火を飲み込む小人や身長の半分ぐらいの箱に出入りするセネガル版引田天功が登場する……というプロセスが進行していたはずで、心肺蘇生術をやっているすぐ隣で「霊媒師による生き返り術」では、まるでブラックユーモアではな

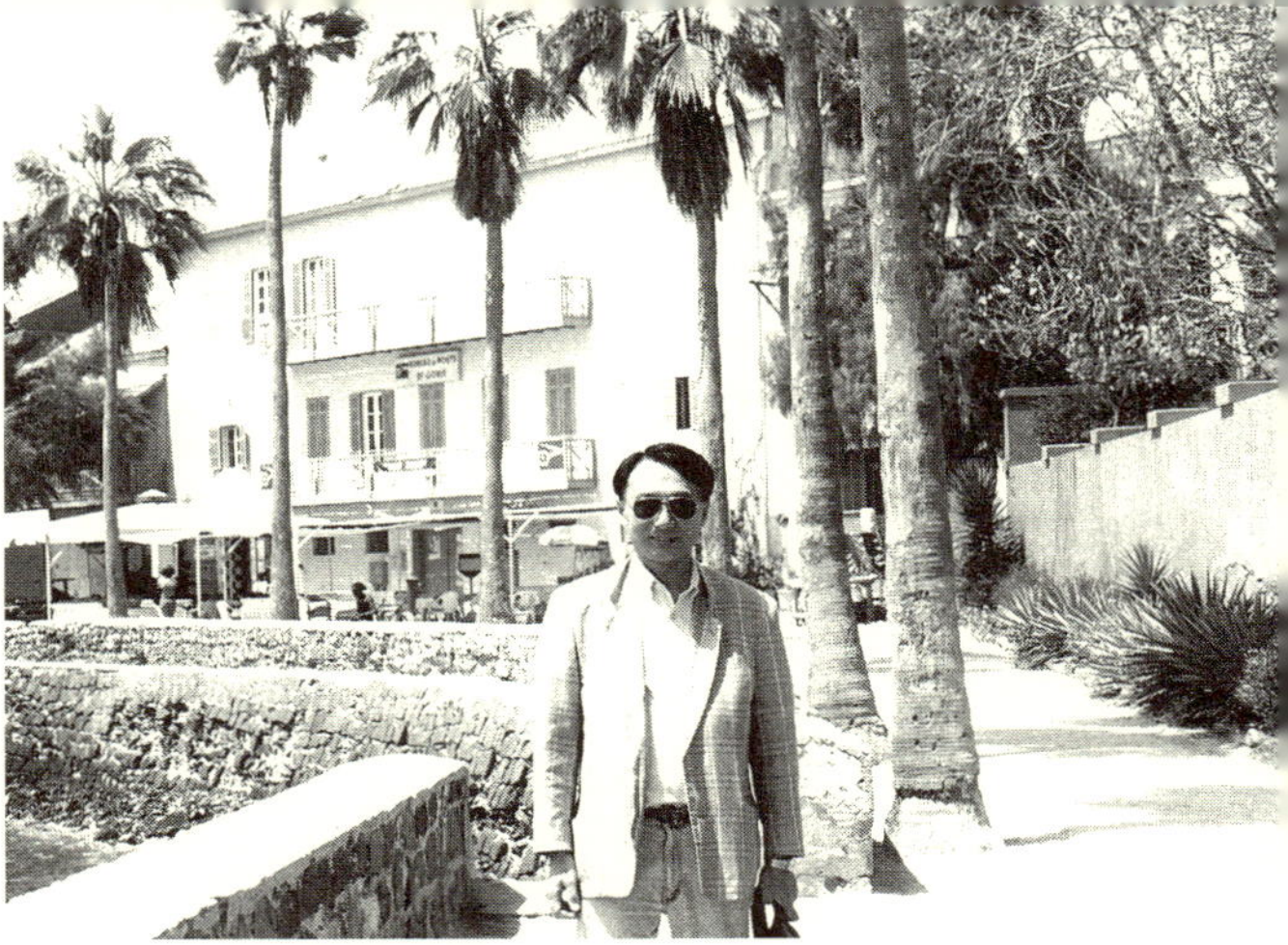

ゴレ島にて。ダカール沖に浮かぶ旧奴隷積み出し港として有名な島で、世界遺産に指定されている

いかと思ってしまう。これが日本ならば、ショーそのものが中断されるであろうし、そもそも溺水者の蘇生作業のすぐ隣で太鼓たたいての踊りなんて考えられないのではないかと思うのだが、こちらはフランス人たちも文句言うわけでなく、私ひとり、頭の中を「？？？」マークが駆けめぐっていた。

ところで、この一連の過程の中で関与した人々は、セネガル人、フランス人、日本人（私）と多国籍にわたり、その行動を思い返してみると比較文化的考察が成り立って面白い。

「放置したら死ぬであろう」人間がいることを理解したとき、「そのまま死ぬより助かるほうがベターである」と考えること、そして自分がなにがしかの技術を持っていれば何か協力をと考える……、これは日本・フランス・セネガル共通である。心肺蘇生術が始まってから、セネガル人ホテルマンたちもこちらの指示によく協力してくれたし、そのマッチョで強力なマウスツーマウスがなければ成功したかどうかははなはだ疑わしい。

同時に、それに対する反応時間は少しく微妙である。溺れてから救助されるまで「かなり長い時間」（これにはあくまで目撃者談しかデータはないけれど）かかり、救急車を呼ぶと三十分も経過してからノコノコと登場する。その時間観念に対して、フランス人は（自分や家族や友人のことではないにかかわらず、すなわち、まったくの第三者であるにもかかわらず）ものすごい勢いで激怒する。

イスラム教の死生観をひもといてみると、人間の死とは肉体から霊魂の分離であるという自然死に近い考え方で、睡眠のときも霊魂は神のもとに召され、目覚めとともに返されるという程の自然な死生観、そしていつどこで死ぬのかは神が定め神のみ知る（日本イスラム協会監修『イスラム事典』平凡社　東京　一九八二）とされる中では、もちろん死ぬよりは助かるほうがベターではあるけれども、今この時点で死ぬことが自然な定めならばそれも運命ということになり、この微妙な時間差となってくるのかもしれない。それに照らせば、懸命の蘇生作業が進行している間、そのすぐ隣で太鼓を叩き踊り続けるという行動も、日本人的感情におけるほどには違和感は生じないのかもしれない。さらに、合理的思考で考えてみれば、蘇生作業に携われるのは交代者入れて七〜八人ぐらいなわけで、それ以外の人間が関心を払おうが払うまいが、隣で太鼓と踊りを続けようが中止しようが、この溺水者の生命予後には何ら関係ないわけである。救助の遅れにあれほど怒るフランス人たちが隣の太鼓と踊りには何も関心を示さないのはそのようなことかもしれない。人が死にかけているのは大変なコトだから、全員「右向け右！」でそれに注目するべきであり、隣で踊り続けるのは不謹慎な行為である、というのは、ひょっとして世界の中ではむしろユニークな考えなのかもしれない。

もちろん、これらは私の頭の中だけの仮説だから、読者のみなさんには異なる見解をお持ちの方もおられることと思う。ご教示いただけると幸いです。

24（二〇〇二年 冬）

青年海外協力隊週間

例年十一月の恒例行事として、この国に展開する青年海外協力隊員の総会というのがある。普段国中に散らばる隊員たちがダカールに集まり、一週間にわたって定期検診や活動報告会、レセプションなどが行われていく。普段ならば、今にも壊れそうなポンコツバスの硬い座席に何時間も（最高八時間！）揺られなければ会えない人々が全員集合するこの一週間は、アフリカ奥地の事情を聞き出す絶好のチャンスだから、レセプションや発表会に顔を出したり自宅でパーティーを開いてみたりと、交流に相務めることになる。

ところで、この青年海外協力隊、何らかの「手に職のある」青年が二年間の任期で発展途上国に派遣されて技術指導・技術移転にあたるという制度で、日本全国の駅や街角に張り巡らされたポスターや電車の中吊り広告でご存知の方も多いと思う。たくましそうな青年がスパナ片手に何ごとか技術指導していたり、村の学校で現地民の子供たちとじゃれあっていたり、はたまた農場で黒人と肩を組んでほほえんでいたり……のあれである。セネガルには医療系（看護師、保健師、

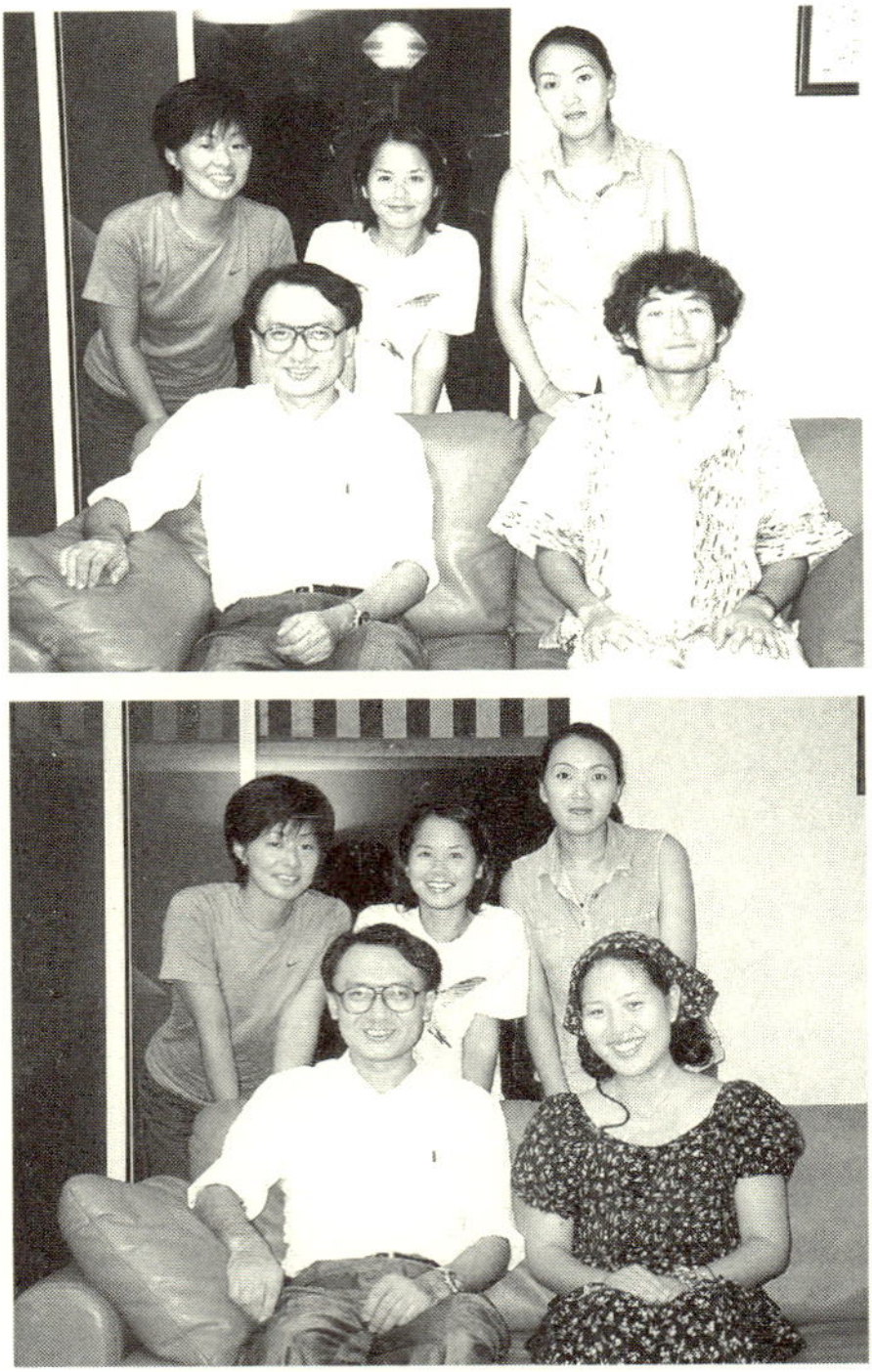

青年海外協力隊のみなさんと（ダカールの自宅にて）

検査技師、放射線技師）のほかに、農業系、教育系など五十四名が入り、全国に散らばっている。

世間一般の協力隊に抱くイメージといえば、あのポスターによって連想されるもの——成人間もない若人たちが青春真っ盛り！とアジアやアフリカの大地を弾けまわる——といったところであろうか。私もここセネガルに来るまではそんなイメージを抱いていた。

身近に語りあってみると、あのポスターの中の「青春弾ける」面々とはちょっと違った一面も見えてくるから面白い。電車の中吊り広告の中で現地民と肩を組んでいるワコウドの農業系隊員は、実際の農業経験がない代わり、農学部でイネの栽培理論やら野菜の品種改良やらで論文を仕上げてきた学者マインドの持ち主だったりするし、雑誌広告の中で村人と車座で興じあう村落開発普及員には、二児の父で私と同い年（すなわち四十の大台を越えた）の英語の先生がいるかと思えば、経済学部＋農業大学と二枚の大学卒業証書を持った、こちらよりはるかに高学歴で人生経験豊富な紳士が登場したりする。さらに〝汗と土の香り〟が漂ってきそうなパンフレット表紙どおりのイメージの隊員も確かに存在するけれど、今や七割ぐらいは写真のとおりの美女たちというのも、あまり知られていない。前職は外資系銀行マンに大手町ＯＬ、先生に児童館のお姉さん……、それぞれの思いを胸に、華やかな職場から移ってきた頼もしきプロ集団、というのが実像のようだ。

ダカールから何時間もかかる砂漠の縁やジャングルの中、はたまた海辺の寒村に入りこむ彼らの仮の住まいは、ワラ葺き土造り土間敷きのアフリカンハウスということも少なくないが、それだけ現地アフリカ庶民と同じ目線で生活していることになる。村の収入増を計画し、村人と一緒になって土着のニームの木の実を大量に拾い集め石鹸を作ろうとしてみたりと、傍目にもなかなか楽しそうに見える（もっとも木の実石鹸は労力のわりにあまりに生産量が少なすぎて成功しなかったそうだが）。

土着庶民的生活は、頻繁の停電に悩まされランプ生活を余儀なくされたり、雨季には家のまわりが水没してしまったりの苦労は大きいけれど、ムラの美男美女からプロポーズされたり、村長の娘を紹介されたりと、大使館勤めをしていては決して遭遇できないワクワク体験もてんこ盛りだという。

こんな話の数々を拝聴しながら、私も多少なりとも「若さ」のおすそ分けをいただいた楽しい一週間であった。

ヘビが出たっ！

ある朝、大使館員が出勤すると、夜勤明けのガードマンがやって来て、「敷地内でヘビを発見しましたので、捕獲して敷地外に出しておきました」と報告をしてきた。聞くと、毒のある種類だという。セネガルでも田舎に行けばヘビなど珍しくもないだろうし、このガードマンは大して驚きもせずに妥当な措置をとったまでだろう。

しかし、我々日本人館員にとって、これは明らかに日常性を超越した出来事である。大使館敷地内でヘビの姿なんてことは、五年以上さかのぼって元館員に尋ねても首をひねるばかりで心当たりがない。しかも、毒を持っているかもしれないヘビが殺されもせずに近隣の土地に居るというのだから、これでは不安心理が盛り上がってしまう。さっそく対策にとりかかった。

ヘビの棲息する土地柄だから、薬局に行けば手頃な値段で毒吸い出し器具を売っている。二〇cc注射器ほどの大きさ&形の本体に、刺傷部の大きさに応じた吸い出し口をセットして注射器のように押すと、かなりの吸引力で吸い出してくれるというもの。何個か購入して入口に配置（余談ながら、設置の数日後、ゴルフ場で耳に昆虫が入りこんだ館員の外耳道から虫体を吸い出す、という思いもかけない活躍をした）。救急マニュアルの蛇咬傷のページを頭にたたきこみ、抗血清のありかはパスツール研究所というのを把握するまではほどなく進んだが、さて、肝心の「毒があるかもしれないヘビ」の正体、いったい敵は何者？というのがさっぱりわからない。いろいろあたっているうち、フランス人のヘビ博士がダカールにいるらしいということが判明、会いにいくことにした。

ダカールから車をとばすこと三十分、ハン地区にあるフランスの開発研究所（Institute de recherche pour le developpement）の一室におさまるシポー博士は、『西～中央アフリカの蛇(*Les Serpents d'Afrique occidentale et centrale*)』なる著書をものにした筋金入りのフランス人ヘビ博士であった。さっそく著書を購入して教えを乞う。セネガルに棲息するヘビのうち、毒を有するのはコブラ類とバイパー類（わが国のハブと親類らしい）が主で、その著書をめくると、いかにもどう猛そうな大蛇がこちらを睨んでいる。通常は大使館周辺を含むダカール市内にヘビが出没することはないが、雨季で普段ないところに水たまりができたせいで寄ってきたのかもしれないと言う。

それぞれの識別法がイラストで詳しく解説してあるのだが、シロウトの悲しさ、どれも同じ「ヘビ」にしか見えない。博士もそれを見通したか、再び大使館に現れたら捕獲して持ってくれれば毒の有無を鑑別してくれること、万一誰かが咬まれたら病院まで診に来てくれる（咬み跡からもそれなりに情報が得られるらしい）とのとてもありがたい申し出を、携帯・自宅電話番号とともに提供してくれた。

幸か不幸か（万全の迎撃態勢に恐れをなしたか）、その後大使館のヘビ君は片鱗も姿を見せぬまま雨季も終了してしまった。

25（二〇〇二年 夏）

砂漠の国訪問記

隣国のモーリタニア・イスラム共和国に出張に行ってきた。

この国には日本国大使館の建物が存在せず、セネガルの大使館が兼轄しているため、必要に応じて館員が出張して対応している。医務官業務の上でも、時折モーリタニア在住の日本人から医療相談の電話がかかってきたり、セネガルからモーリタニアへ向かおうとする旅人から医療情報の照会を受けたりすることもあるから、一度は現地の医者たちに会い、自分の目で医療機関の様子を把握しておかなければならない。

ダカールから乗り込んだモーリタニア航空は、一時間足らずのフライトで首都ヌアクショットに到着した。タラップを降りると、そこにはモーリタニア漁業省・対日協力コーディネーターなる肩書きをもつ高級官僚が立っていた。坊主頭に、「ブーブー」と呼ばれる袈裟《けさ》のような民族衣装を身にまとい、手首には数珠そっくりの腕輪を巻いたいでたちは、我々日本人には高級官僚というより「和尚さん」にしか見えない。「和尚さん」と挨拶を交わすと、ただちに大臣用貴賓室に「連行」されてソファーで談笑するうち、パスポート一式お付きの者に持ち去られて、どこか知らないところで入国手続きが進行した模様。だからパスポートコントロールの列で押し合いへし合い、空港の表情から第一印象を得るチャンスがないのは少々残念、そのままホテルにチェックインして第一日目は終了した。

翌朝、迎えにきた「和尚さん」の車に乗って医療機関の視察へ。ファビアンヌ医師は優しい瞳をしたフランス人の女医さんである。モーリタニア人と結婚してこの街に住みつき、かれこれ二十年ほどの在住歴になる。熱帯医学と寄生虫診断学を専攻しつつ、気軽にかかれるプライマリケア医として現地人にも親しまれている。南部のセネガル川流域のマラリアを除き、特に猛威をふるう熱帯病の脅威というのもあまりないという話にほっとする。クリニック・シバは、この国随一のクオリティを誇る高級医療機関とのふれこみだが、その清潔度、内容はダカールのそれに一歩譲るのは否定しようがない。日本人の入院には躊躇を禁じえないが、たとえば砂漠の一本道で横転事故→開放骨折なんて事態が生じたら、あるいは、動脈出血の緊急手術となったら、フランスまで緊急移送する時間的猶予もないのは明らかだから、外科医が二十四時間つかまることと、最低限の手術設備が備わっていることを確認しておく。

夕方はモーリタニア人の在モーリタニア日本名誉総領事とのうちあわせ。今回は経済協力担当の書記官と同行だから、どちらかといえばそちらの話題が主となる。北部沿岸で漁港を造るプロジェクト、砂漠に井戸を掘るプロジェクトに謝意を表されながら、ITインフラから「国境にかける橋」の建設まで、要望もなかなか活発。

旱《かん》ばつが深刻なこの国では、従来草木が生えオアシスのあった場所までが次々と砂漠化してしまい、遊牧民として生計をたてていた砂漠の民が次々に食い詰めて首都周辺に溜まり、スラムを形成している。これらの生計の糧を失った人々に対して、糊口《ここう》をしのぐ手段を提供して健康で文化的な生活を、というのが先進各国の立場だから、新たな井戸を掘り水道設備を造り、学校を建てて識字率を上げ……といろいろ知恵を絞っている。名誉総領事は日本を代表する立場にいるものの、(両国関係の促進を考えて)ついモーリタニア国民を代表しがちのものになり、話に

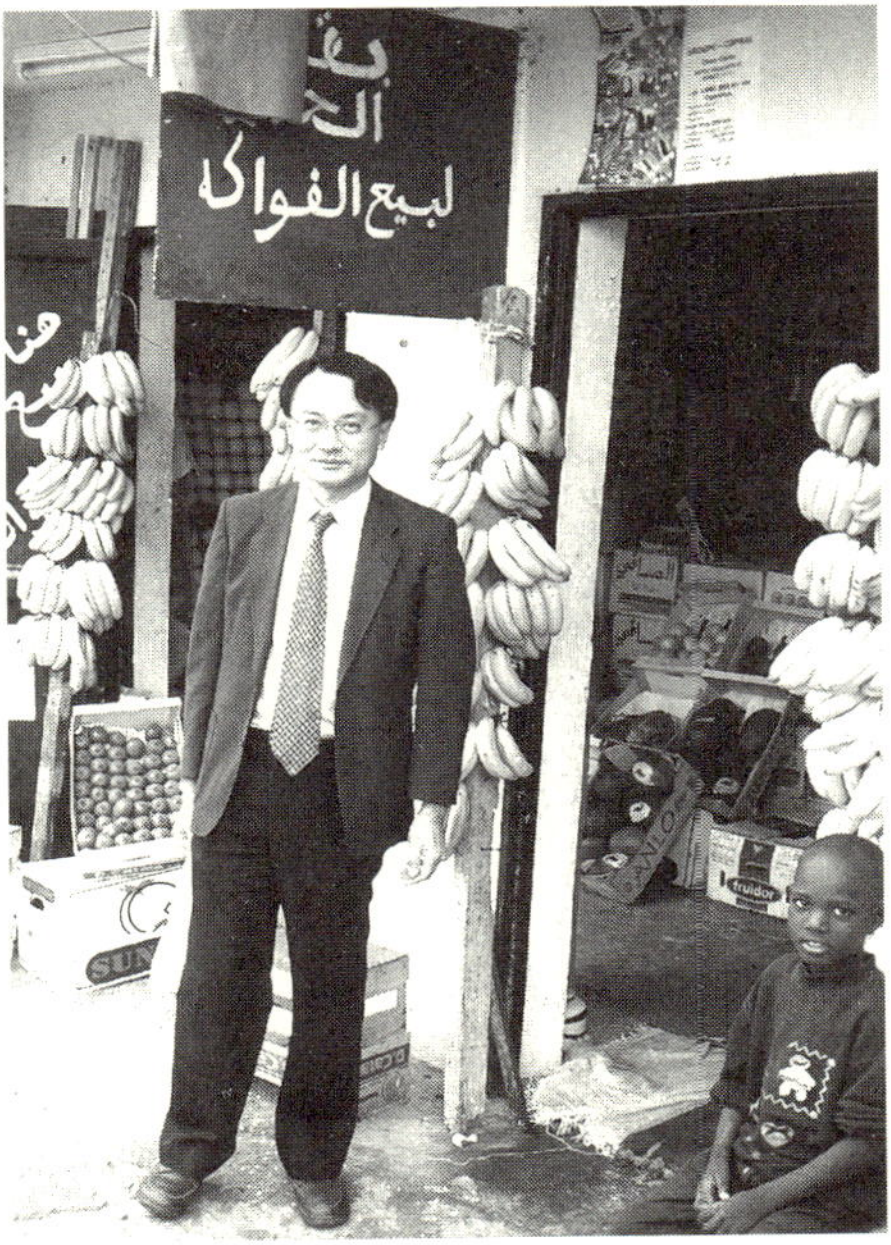

モーリタニア・イスラム共和国　ヌアクショットの街角にて

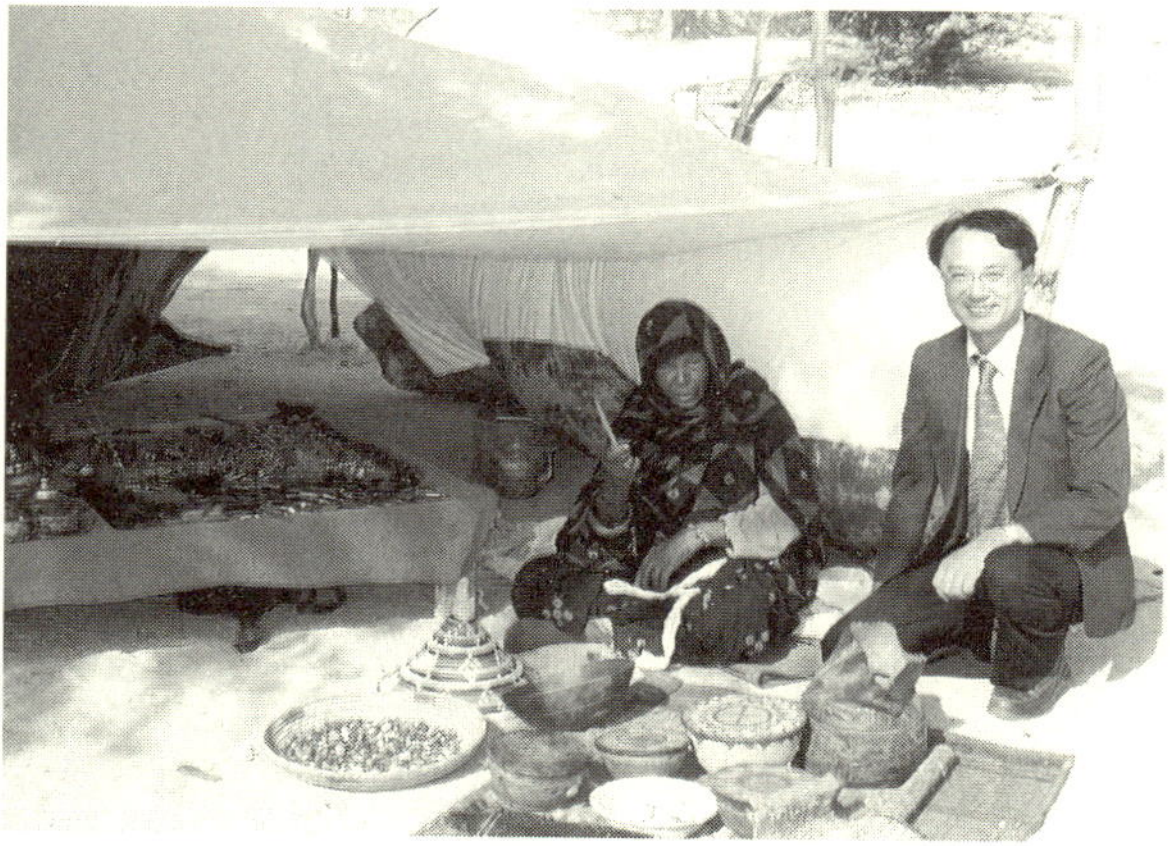
モーリタニア　砂漠の民と

熱もこもってくる。その交渉窓口になる経済協力担当官の同僚は傍目にも大変だ。今回の出張でも、いくつかの援助案件の引渡し式にて感謝の言葉の数々を受け取るという晴れがましい一幕がある一方で、私が部屋で眠り込んでいた深夜や出発間際まで、いろいろな人々の訪問を受けて休む間もなかった模様。「金を持ってくる人」はモテるのである。まあ、そのかげで、日本人相手が職務の「金を持ってこない人」は適度に放っておいてもらえて、街の表情を眺めたり昼寝までできたのは余得ではあったが。

第三日目、北部はモロッコ国境の街ヌアジブへ。首都から約五百キロ、ちょうど東京―大阪間ぐらいの距離でモーリタニア航空の小型機に乗れば四十分で連れていってくれる距離。ところがこれを陸路で行こうとすると、所要時間五十時間と聞いてびっくりする。この間、道路というものが存在しないのだという。干潮時を見計らって、海岸の波打ち際を四輪駆動車で移動するしかないから、満潮時は休むしかない。実際、海岸べりに行ってみたら、確かに波打ち際で四駆車がエンジン音を響かせている。これが日本ならば「四駆小僧が砂浜を荒らしているの図」となるところだが、ここではその荷台にターバン姿の遊牧民がぎっしり乗っていたり、羊やヤギ、農産物が満載されていたりと、生活臭がたっぷり漂う。もちろん、モーリタニア政府がこの状態をよしとしているわけはなく、「ヌアクショット―ヌアジブ間長距離舗装道路」はしっかりと「ODA要望リスト」に載っているのは言うまでもない。

さて、ここではもうひとつの仕事、「在住日本人の方々との情報交換会」である。この最果ての港町ヌアジブでは、砂漠を追われた人々に漁師としての新たな人生を提供すべく、日本のODAが活躍している。漁港を整備し、冷蔵施設をはじめとする流通施設を建設する一方で、水産学校に講師を派遣して砂漠の民にニッポン漁業のワザを伝授しており、日本から派遣の建築士や専門家、漁業振興財団からの派遣講師といったその道のプロたちがモーリタニアのために汗を流している。

懇談会では治安情報、医療情報の講演や個別医療相談などこなす。砂嵐のシーズンになると、家を一歩出るとゴーグルにマスク姿でなければ外出も困難とは、想像を絶する気候条件である。だから外出する気もおこらず、職場に寮にと四六時中同じ顔ぶれの閉塞状況では、その心理的ス

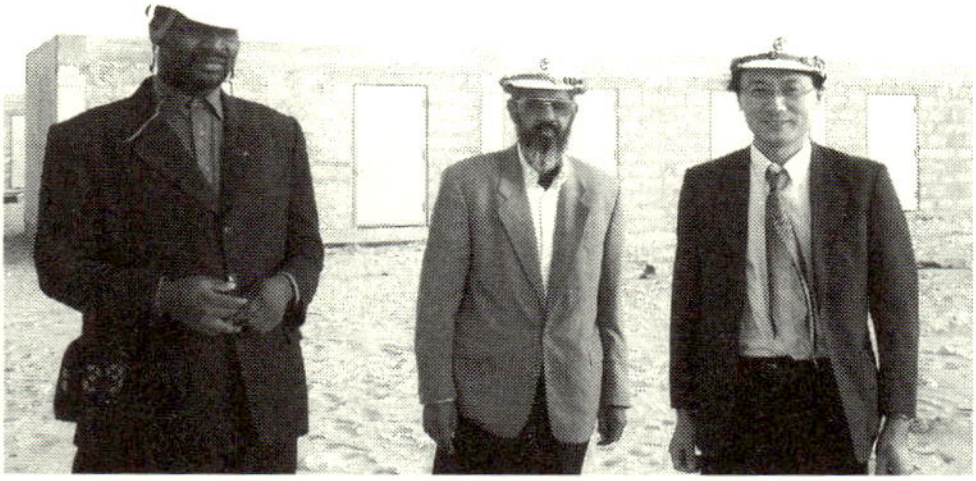
モーリタニア　漁港建設現場にて

トレスは想像に難くない。打ち解けたムードで懇談も終わり、真っ暗な砂漠の道をひた走りホテルにてバタンキュー。
最終日は、漁港の建設現場を視察して帰任である。着々と建設が進む現場は、やがて来年にはここで漁師に変身した砂漠の民がせり声をあげているかと思うと、何とも楽しみである。そのまま空港に直行し半日、打って変わって緑いっぱいのダカールに着陸して旅は終わった。

26（二〇〇二年 秋）

マラブーの呪い

窓外から飛び込んでくる歓声、拍手、車のけたたましいクラクションを聞きながら、この稿を書いている。

今日はサッカーワールドカップの開幕日。開会式に引き続いて行われ世界中の注目を集めるオープンマッチは、セネガル対フランス戦。いきおい、この国の関心はサッカー一色になってしまう。大使館近くの公園には大スクリーンが設置され、ヤマ場のたびに「ウォー」という群集の叫びとクラクションが日本大使館にも飛び込んでくる。しかもセネガル優勢とあっては、ボルテージもアップするばかりである。

さて、このセネガル優勢は、相手のフランスチームの敵失によるところも大きい。フランスのエース、ジダン選手が直前になり負傷して出られなくなってしまった。

この、相手チームのエース欠場に関して、現地では面白い噂が流れている。何と、これは「マラブーの呪い」だという。そして、ジダン選手に呪いをかけたマラブーは誰だというのが諸説

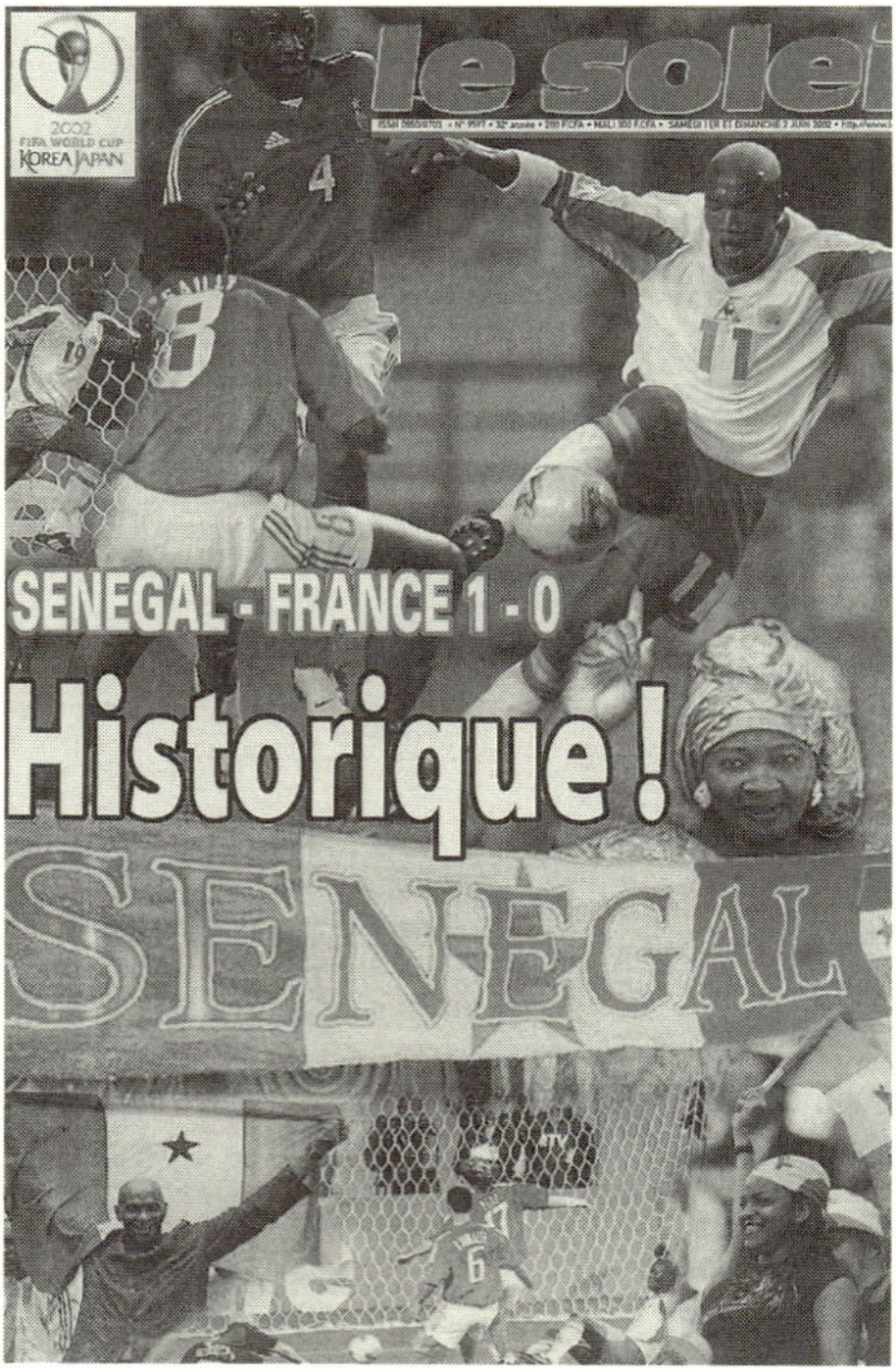

セネガルチーム勝利を報ずる地元紙一面

紛々になっている。

この「マラブー」は通常「イスラム教の聖者」（イスラム協会監修『イスラム事典』平凡社　一九八二）と訳されるが、その機能は我々が連想するところの「聖者」「高僧」のイメージを超えるものがある。日本式にいえば「高僧」兼「校長先生」兼「医者」兼「裁判官」といったところであろうか。普段はモスク（イスラム寺院）やイスラム学校に居て人々の尊敬を集めているのだが、伝統的治療師として病気の治療にあたる者もいる。「グリグリ」と称される守護札を作って魔よけを行うのも彼らの重要な仕事だが、逆に特定の人間に呪いをかけることもできるという説も根強く信じられている。

そこで前述の噂となったものだが、これに先立つ一～二月のアフリカンカップの際にも、エジプトチームはハッサン選手、ザンビアチームはロタ選手、コンゴ民主共和国チームはノンダ選手、カメルーンチームはエムボマ選手と、セネガルと対戦するチームはことごとく主力・司令塔が故障して欠場の憂き目に遭っている事実が、噂の信憑性をぐっと高めている。

そんなことを思い出しながら、W杯フランス戦の速報ホームページを見ていてハッとした。スタンドのインタビューでジダン選手曰く、「次の試合には出られそうだ。苦境のときこそ、世界チャンピオンが強いことを証明したい」と語ったとあるではないか。対セネガル戦がすんだら、次の試合からは出られる状態になるなら、これはコントロール比較試験になってしまう。「セネガルと対戦するチーム—ことごとく主力選手が故障、同じチームが対セネガル戦でなくなったら主力復帰でOK！」こんなことが何度も続いていったら、あるいはひょっとして当節流行のエビデンスというモノが成立してしまうのではないか。「サッカーでセネガルチームと対戦する相手はマラブーの呪いに襲われる」なんてエビデンスが成立したらコワイ。セネガル在勤中は、人の恨みを買わないよう細心の注意を払わねば……と、妙な連想に耽ったワールドカップ初日であった。

大きな木の下で

ダカール大学付属病院精神科病棟。この中庭で週一～二回、ピンチエ（Pinthie）と称する会が開かれる。もともとは「大木」の意味で、ムラの人々が大きな木の下に車座になって座りこみ、難しい問題や重要な決定事項を話し合うアフリカの習慣から名づけられた。病棟の入院患者、病棟スタッフに加えて、家族や伝統的治療師まで加わって、その思いを語り、必要に応じて適切なアドバイスがなされてゆくというものだが、私が見にいったある日、ベールをかぶった婦人が自分の生活歴・病歴を語っていた。地方在住の厳格なイスラム家庭に嫁いだところが、さまざまな家庭内ストレスに悩まされる。大家族とのつきあい、うつ状態ゆえ部屋にこもると「家長と会おうとしない、ルール違反」と見なされる。夫が第二夫人を迎えようとする（注　イスラムの一夫多妻制のもとではこれは合法）のに反対だが、思うように意見できずストレスを自覚する、そして夫がヤンバ（Yamba）と称する現地産のドラッグを喫っている……、といろいろ出てくる。「大家族制」「一夫多妻制」……、誰しも社会科の教科書で一度はお目にかかった単語であろうが、一度暗記すればおしまいで当事者の感情は伝わってこない。あるいは何かの拍子にイスラムの本を開いても、「一夫多妻制は孤児救済から始まった制度、夫は全妻に平等に接さねばならない」（牧野信也『イスラームの原点』中央公論社　一九六八）、といった記述を読んでも、何かよくわからんけど、それなりにまわってるのかね、といった傍観者的感想しか出てくるべくもなく、その葛藤の生の声は精神医療の現場に足を運んで初めて聞こえてきた。

これに適切なアドバイスを与えていくのは、先輩患者や民族衣装姿の伝統的治療師である。一夫多妻制の枠組みの中での葛藤、ヤンバというローカルドラッグへの対処、いずれもセネガルという社会にどっぷりと属し、事情に明るく、イスラムの社会制度をしっかり理解した上でなければ、治療的アプローチがうまくいくはずもなく、私のようなチュバプ（外国人）には、たとえウォロフ語が完璧に理解できて言葉の壁がないといういささか無理な仮定をしてもなお、とても手に負えそうにないのは明らかである。ただ、この場で進行するものごとを眺めていくのは、多文化間精神医学の立場からは非常に興味深く、時折足を運んでいこうと考えている。

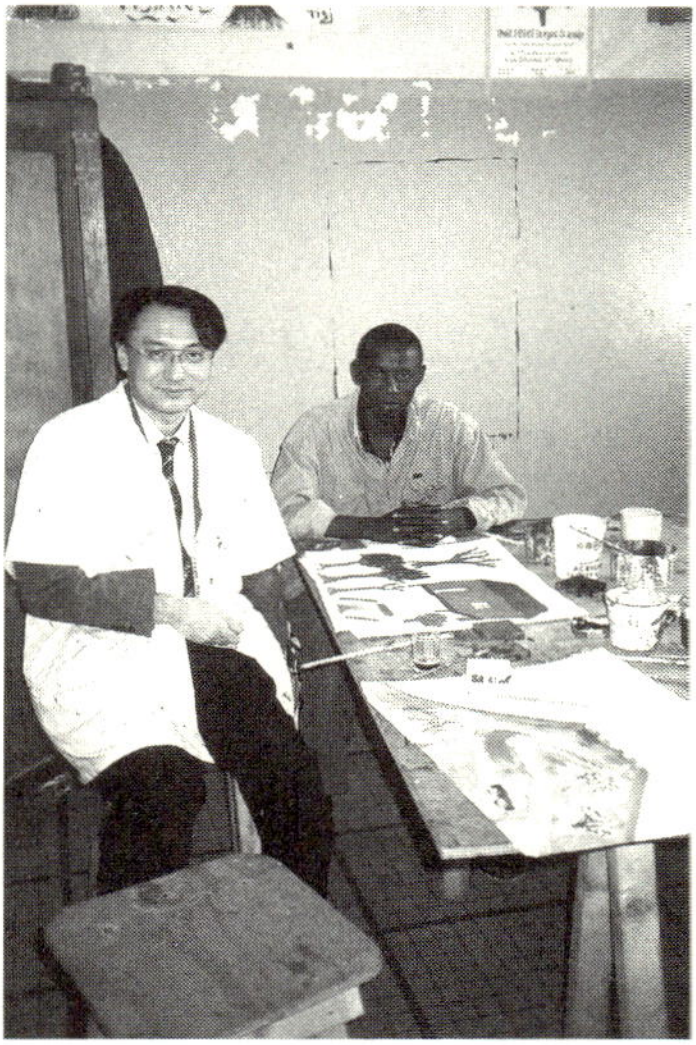

ダカール　ファン病院精神科病棟、芸術療法室にて

27（二〇〇三年 冬）

ダカール市の貧困対策

ある日、大使館に聞き慣れた声の電話がかかってきた。何やらうれしそうなその声の持ち主は、ダカール大学精神科のンドイエ准教授。しかし今日の用件は精神科とは関係なく、今度ダカール市保健社会局（La Direction de l'Action Sanitaire et Sociale：DASS）のディレクター（局長）に就任したから、一度ぜひオフィスに来てくれとのこと。

今ひとつ何のことかわからぬままアポイントの約束をしてオフィスに赴くと、大学の教授室の三倍はあろうかという部屋に羽振りよくおさまり、その機能をいろいろ説明してくれる。

この局の機能は、まず、ダカール市の保健所（Centre de Sante）の運営（ここで便宜上「保健所」と訳したが、診療機能、若干の入院機能まで併せ持つ施設）だが、現在のダカール全体で九カ所体制では需要に追いついていないらしく、さらに増設する計画とのこと。

そして、救急体制の整備。現在、ダカールには誰でも等しく利用できる統一した救急搬送システムというものが存在しない。富裕層相手に救急往診や搬送をしてくれる組織（SOS medecin

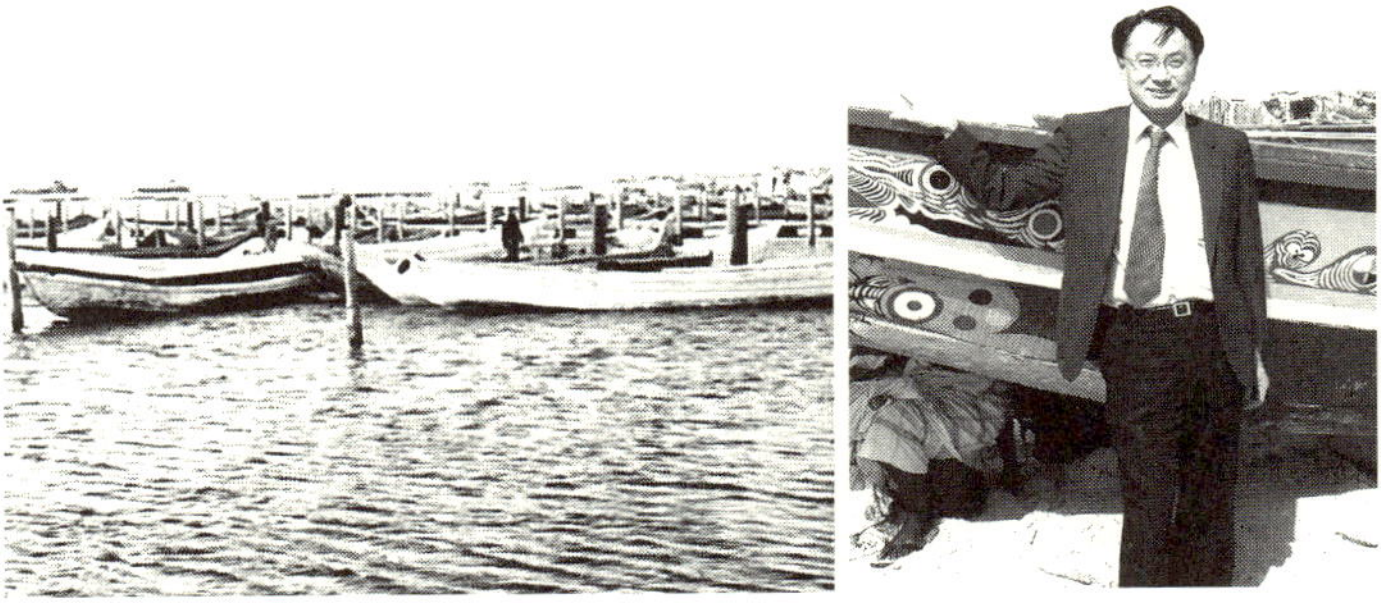

セネガル〜モーリタニアの伝統的漁船（ピローグ）

その呼び出し電話番号八八九一五一五が「早く　行こう　行こう」と日本語でやたらよく語呂が合う）や、特定集団を搬送してくれるもの（「郵便局救急車（Ambulance du Poste）」なる表示の救急車も走っている）などいろいろあるけれども、日本の一一九番みたいに、ある特定の番号を回したら誰のところにも必ず救急車が迎えに来てくれるというシステムが存在しない。そこで、ダカール市でも救急車を運用し、電話呼び出しシステムを整備したいから、ついては日本国の援助を、と、まあ、これはある程度予想していた方向に話は転んだ。

次に、医療廃棄物の処理工場。現在、この国には医療廃棄物処理工場と称するものが存在しない。使用済み注射針などは、一応、土中に埋めて処分するということになっているが、かなり適当に処理されている印象。この面でも先進国並みの水準に引き上げてという計画で、ぜひ実現してほしい。

貧困対策の分野では、ストリートチルドレン対策が興味を引く。ダカールの街角には、お揃いの赤い缶を片手に、ドライバーや通行人に小銭をねだる少年たちの姿が目立つ。「タリベ」と称される彼らは、イスラムの高僧（マラブー）に付いて、その教えを学ぶ学徒ということになっていて、上記の姿は修行の一環としての「托鉢《たくはつ》」という建前になっている。しかし、その泥にまみれた服装からおおよそ想像がつくように、何らかの公的アプローチが必要な境遇にあるのは間違いないようで、いろいろなプログラムが検討されている。シェルター的施設を用意して医療を提供するほか、臨床心理士も配置してカウンセリングを受けられる体制も整える。「イスラムの教え、精神的なモラール」は高僧から学べるとして、「糊口《ここう》をしのぐ手段」は役所の担当で、簡単な職業訓練も施して、たとえば家具職人や修理屋の初歩ぐらいはできるようにもっていきたいとのこと。

いずれも、現状をきちんと認識した上で地に足のついた計画で、日本国としても何か協力できれば幸いなので、経済協力担当官に話をつないでおいた。

このように、ダカール市保健社会局でのンドイエ准教授の働きは素晴らしいのだが、気になることもある。このオフィスで辣腕《らつわん》を振っている時間、大学病院の彼の部屋は当然空室で、自由連想用のカウチも所在なくヒマを持て余しているはずである。また、同じく精神科教室、シラー教授は唯一の国立コメディカル養成学校（ＥＮＤＳＳ）の校長に就任して、この国のコメディカル供給の重責を一手に担っている。精神科医たちが揃って大出世を遂げてセネガル共和国やダカール市の医療を担っているのは同慶の至りなのだが、ただでさえ不足している精神科医療資源（この国には精神科医療施設が全部あわせて四カ所しかなく、これで人口一千万人弱の精神科医療をまかなわねばならない。いくらかの部分は伝統的治療師がその役割を担ってくれるとはいえ、不足状態であるのは間違いない）の中から上級指導医がどんどん召し上げられていくようで、少し複雑な気分にさせられた。ンドイエ医師にもその感想をぶつけてみたが、「（精神科のほうは）大丈夫、大丈夫。ここが終わってから病院にも顔出しているから」「医療の全部の分野に関与できるのだから、（こちらの仕事のほうが）もっと有意義だよ」と、出世の喜びで頭がいっぱい、のコメントが返ってきて、やはり一抹の複雑な思いは私の胸から消えないのであった。

黄熱病騒ぎ

黄熱病《おうねつびょう》。ほとんどの日本人にはあまり縁のない単語であろうかと思われるが、ここ数カ月のセネガルでは現実の脅威として大騒ぎになっている。ネッタイシマカによって媒介されるこの病気は、野口英世博士がその研究のため生涯を奉げた疾患として知られる。発熱から黄疸、出血傾向を経て死に至るわけだが、これがディオウルベル郡から流行が始まってしまった。ここは、イスラム教の巡礼地として知られるトゥーバを含む場所で、国内のイスラム教徒の大多数が訪れる場所だから大変。政府はＷＨＯとタイアップしてワクチン集団接種、蚊対策に乗り出した。しかし、媒介蚊のネッタイシマカは国全体に広く分布する上に、人間は簡単に移動できるわけだから、ファティック州、コルバ州とモグラ叩きのようにあちこちで発生したかと思えば、ダカールから一時間のティエスの発生のニュースに脅える間もなく、ついに十一月十八日のＷＨＯレポート「セネガルにおける黄熱病の疫学（Situation de l'epidemie de Fievre Jaune au Senegal）」で「ダカール首都圏内で発生！」となってしまった。

黄熱病のワクチンは一般に流通せず、予防接種は指定医療機関でしかできないので（日本なら検疫所プラスアルファ程度）、ダカール市内指定機関のパスツール研究所の接種日には三時間待ちの長～い行列ができる有様。さっそく同研究所のワクチン部長に面会、情報収集とともに交渉して「日本人社会」枠で時間をとってもらい、行列なしで接種の手はずを整えて日本人会に案内、とパニックを未然に防ぐべく走り回った。

28（二〇〇三年　春）

アフリカ最西端から「四千年の国」へ

光陰矢の如し、ダカールでの生活も二年と九カ月が過ぎ去った。二月十日付、一枚の辞令が私のもとに届き、そこには「在中華人民共和国日本国大使館に配置換する」とあった。

というわけで、ダカールからサハラ砂漠と地中海を越えてパリ一泊、そしてシベリア大陸横断に日本海を飛び越えた東京二泊、さらにもう一度海を飛び越えて北京へと、マルコポーロ大冒険のような大転勤旅行をすることになり、この稿が届く頃には四千年の歴史の国に居を定めていることと思う。

二〇〇〇年六月に着任以来、この国はゆっくりマイペースで動き、パッと見た街の風景もほとんど変わらずであるが、その間にも、世界中の新聞を賑わす出来事はいくつか起こった。

サッカーワールドカップのセネガルチームの大活躍は、一躍セネガルの名を世界に知らしめ、日本でもほとんどの人がその国名を知るところとなった……といっためでたい話もあれば、ジョーラ号沈没事件のように、タイタニック号を上回る犠牲者を出した大悲劇により世界中の新聞の大見出しを飾った件もあった。

医務官が何らかの関与を迫られた出来事でも、細菌性髄膜炎W135の流行がWHOから警告されたり、黄熱病《おうねつびょう》の流行が徐々に首都に迫って来る緊迫した中、情報収集に走り回ったりと、思い出は多い。さらに海外青年協力隊員が活動を行っている地方でデング熱が発生してみたりと、熱帯医学のテキストを復習する機会には再々恵まれた。

大使館敷地にヘビが現れ、慌ててヘビ研究者に教えを請いに行ったり、邦人の黄熱病ワクチン接種手配にパスツール研究所ワクチン部長を急遽日参したりと、突如思いもかけないことが発生して、思いもかけない人と人脈が広がる……ということもいろいろあった。

私がセネガルに赴任したとき、すでにスーダン在勤を終え、続くフランス在勤中はコンゴ、ギニア、ガボン、アルジェリア、チュニジアといった国々に出張を経験したあととあって、「アフリカはわかっている」気分で、着任挨拶に「アフリカの水を飲んだ者はアフリカに還る」などという諺を引用して、イキがってみたりしていた。

しかし、このアフリカ最西端の国は奥が深く、「初体験」をたっぷりとさせていただくことになり、ずいぶん鍛えていただいたような気もする。今後とも、代々の在セネガル大使館医務官の健闘と、この国のますますの発展を祈るばかりである。

セネガルの高級医療を担う人々

セネガルの医療は、たとえていえば、「一等車の医療」「二等車の医療」「三等車の医療」に分けられるといえようか。

「一等車の医療」とは、富裕層や外国人対象の私立高級クリニックで行われる、「一泊入院百ドル」の世界、「二等車の医療」は、首都ダカールの国立病院、大学病院で行われるもので、そのレベルはさまざまだが、それでもベーシックな常識は共有されて物事が進行していく。「三等車の医療」は、地方農村部の無医村で、主としてカーズ・ド・サンテ（直訳すると「健康小屋」）にて、無資格促成養成準保健スタッフにより担われているもので、たとえば「注射針共有、基本薬のみ」の世界になる。

援助関係者を含め、我々外国人の受ける医療は、この「一等車の医療」になるわけだが、これを担う人々を招いて大使公邸で会食が行われた。

任期中、いろいろご助力をいただいたお礼と新旧医務官の顔つなぎを兼ねたディナーは、離任前の慌しい引継ぎ時期、お世話になった現地医療機関の人々を招いて行われ、富裕層相手の私立高級クリニック関係者、開業医、大学病院教授たちといった人々が招待客である。

サロンでの和やかなカクテルに続いて、ビュッフェ式ディナーの席、四つの丸テーブルに招き

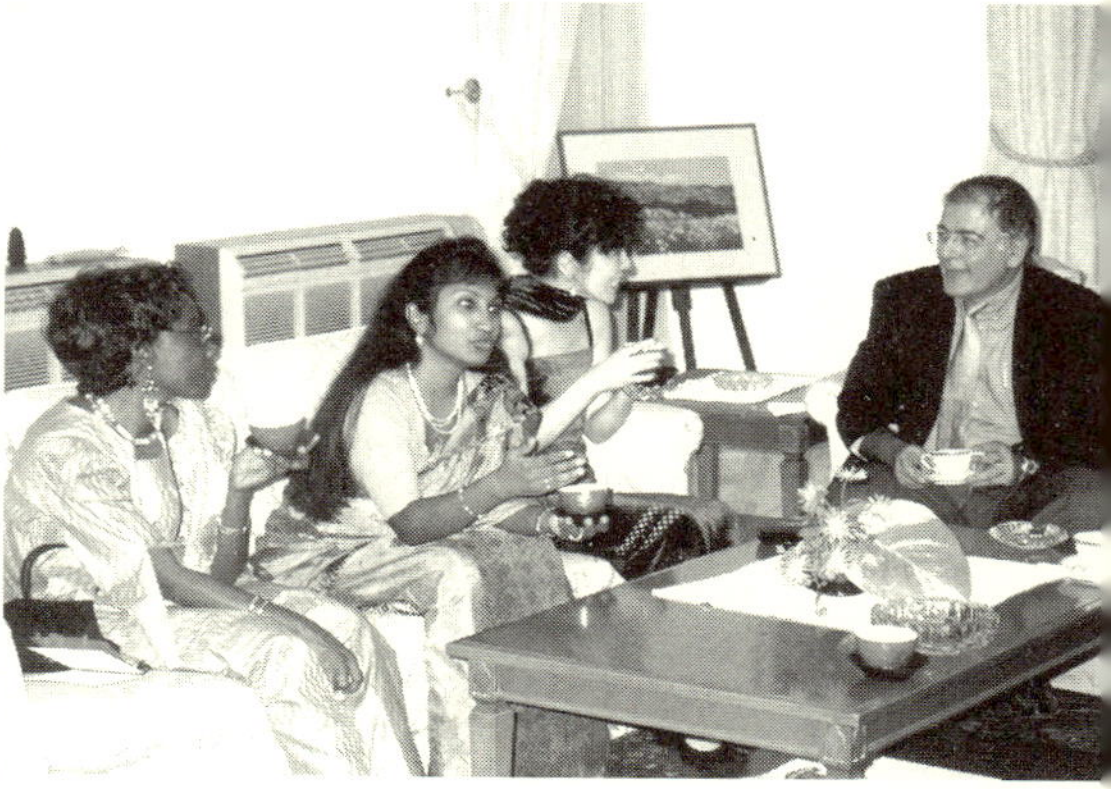

「一等車の医療」を担う面々

入れ自由席で座っていただくと、きれいにグループに分かれて面白い。

テーブルその一は、レバノン人グループ。私立高級クリニック経営者一族の医師や歯科医、そしてイラン人開業医など。隣のテーブルその二は、セネガル人大学教授中心に固まり、テーブルその三が勤務医たち、そしてテーブルその四がレバノン人医師たちの奥様方（見事に美人揃い！）。

普段、絶妙なチームワークで富裕層や外国人向け医療を提供しているこれらの人々だが、パーティーの席になると図らずも昼間とはまた別の境界線が見えてきたりして面白い。

途中で中座して慌しく出ていくのは、救急組織ＳＯＳメデサンのディオップ代表。中座の理由が、これからパリへの緊急移送があり、重症患者に付き添いパリの病院へ送り届けるべく、エールフランス便に搭乗するためとのこと。これに先立つ四日前、後任者出迎えのためにダカール空港で待っていたら、後任者と同じ飛行機から降りてきた（緊急移送の帰り）のを確認したばかりだから、実に中三日でまたパリに飛び立つわけである。富裕層は、現地の限られた医療資源で治療できないとなると、パリに緊急移送というのが選択肢だから、その付添いも高級医療担い手の重要な任務である。単に隣席に添乗という場合から、呼吸・循環管理、機内でＤＣショックかけながらのシビアなケースまで、さまざまだが、これらの人々に守られ、先進国人のアフリカ生活は成り立っている。

第Ⅲ章　「四千年の国」でおくった激動の日々

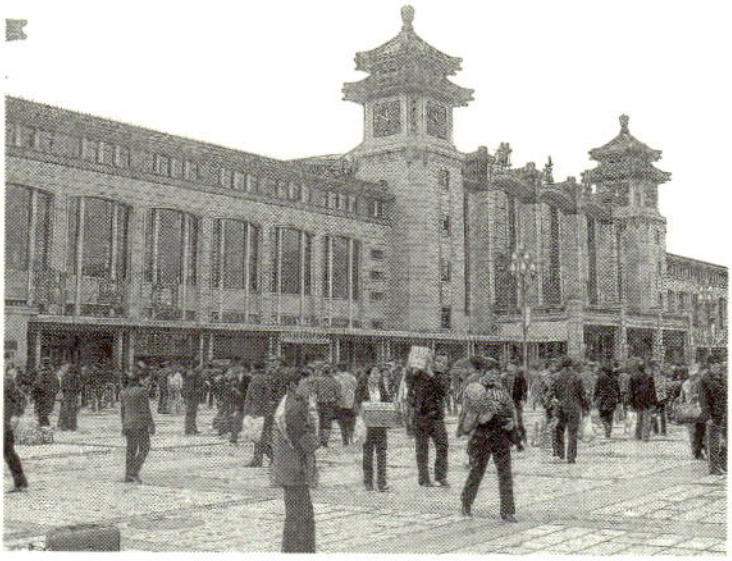

北京の表玄関、北京駅

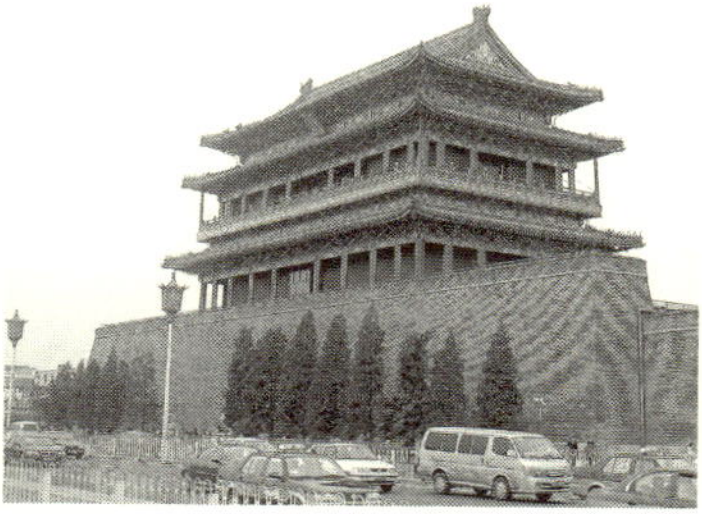

前門

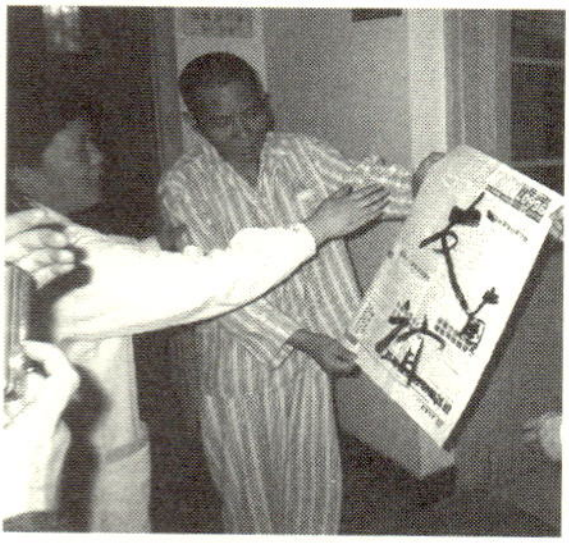

回龍観病院リハビリ棟

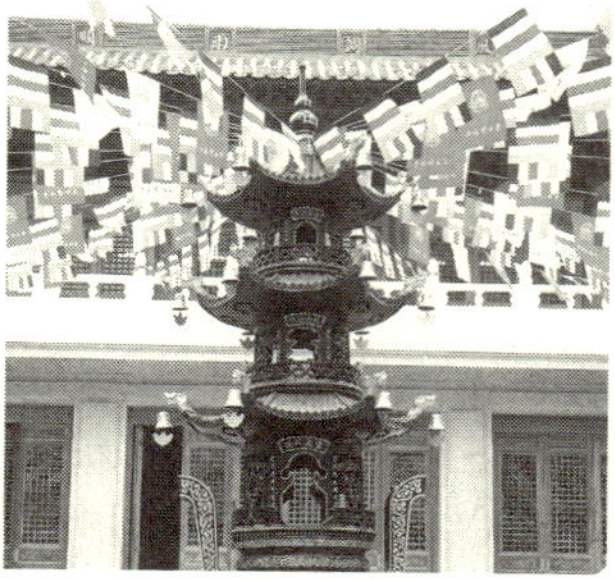

静安寺　上海

29（二〇〇三年　夏）

SARSの心理的影響

三月十四日に北京に着任し、前任者との引継ぎが終わったと思うや、ＳＡＲＳ問題が燃え上がり始め、渦中に身を置く貴重な体験をすることができた。

この未曾有のウイルス感染症はまた、心理面でも多大な影響を及ぼした。これを私なりに「五つのＰ」、すなわち「SARS Phobia（恐怖症）」「SARS Panic（パニック）」「SARS Paranoia（妄想症）」「SARS Politics（政治）」「SARS PTSD（ＰＴＳＤ、トラウマ）」で表してみた。

三月に香港、広東省での大流行の情報が新聞を賑わせ、北京での流行も予想される一方で、市当局からの発表数字は二桁台前半という状況の中、市民の疑心暗鬼がつのっていった。在留邦人からの問い合わせ電話はピーク時には三分おきにかかってきて、一人の診察中に二度、三度と中断を余儀なくされるなど、通常の仕事ができない状況にまで至った（大使館医務室あての電話だけでこの状況。領事部あては、この数倍に達していた）。問い合わせ内容は、ＳＡＲＳとは何ぞや、感染様式は？の基本的事項が主で、「ＳＡＲＳというワケのわからないもの」に対する恐怖感は、在住日本人対象の説明会の要請となって現れ、日本人学校、商工会主催、日本人会主催、さらには天津まで、領事担当官と一緒に話して回ることになった。これが「SARS Phobia」の段階。

その後、軍病院医師による『タイム』誌への投稿記事をきっかけに、中国におけるＳＡＲＳ感染状況についての国際社会の関心が高まり、四月二十日の衛生部（厚生労働省に相当）記者会見から発表数字が桁違いとなり、衛生部長（厚生労働大臣に相当）や北京市長の更迭が報道されるや、「SARS Panic」の段階に入っていく。市民のマスク着用率は飛躍的に高まり（まだ運転免許証が交付されていなかった私は当時、地下鉄で通勤していたが、朝八時四十分の車内定点観察での乗客マスク着用率は二五％から六〇％へと、四月二十一日の週明けとともに跳ね上がった）、「北京市が封鎖され、日常生活物資が入らなくなる」とのデマは市民を食糧の買いだめに走らせ、私も走ったスーパーマーケットでは、カラになった消毒用品の棚を目撃した（この買い占め騒ぎは、市商業委員会主任が「生活必需品は充足」と発表し、価格を監督してほどなく正常化した）。在住者の一時帰国も家族を中心に相次ぎ、北京の約七千人の在留邦人のうち、一時は約五千人が帰国したと推定されている。

ほぼ同時に進行した「SARS Paranoia」は、ＷＨＯやアメリカＣＤＣ（アメリカ疾病管理・予防センター）の「医療従事者や家族の患者との濃厚接触による飛沫感染」との発表も何のその、「道ですれ違っただけでうつる」というデマにより、王府井をはじめとする繁華街はゴーストタウン化し、呼吸器内科以外の医療機関は閑古鳥が鳴く始末となってしまった。

その後、大学やアパート全体を出入り制限してしまう徹底した隔離政策や、遊戯施設の一時閉鎖命令、さらには七千人の労働者を投入して、一千床規模の隔離病院（小湯山病院）をわずか一週間（！）で造ってしまうといった、桁違いの方策も奏功して、感染者数は減少傾向となっていった。

感染者数も落ち着き始めると「SARS Politics」段階に入り、朝出勤時、車中のラジオ放送を聞いていると、「ＳＡＲＳと戦おう！」スローガンが頻繁に耳に入り、また、その頃から、○○国から○億元、△△国からはレントゲンと防護服、○×国か

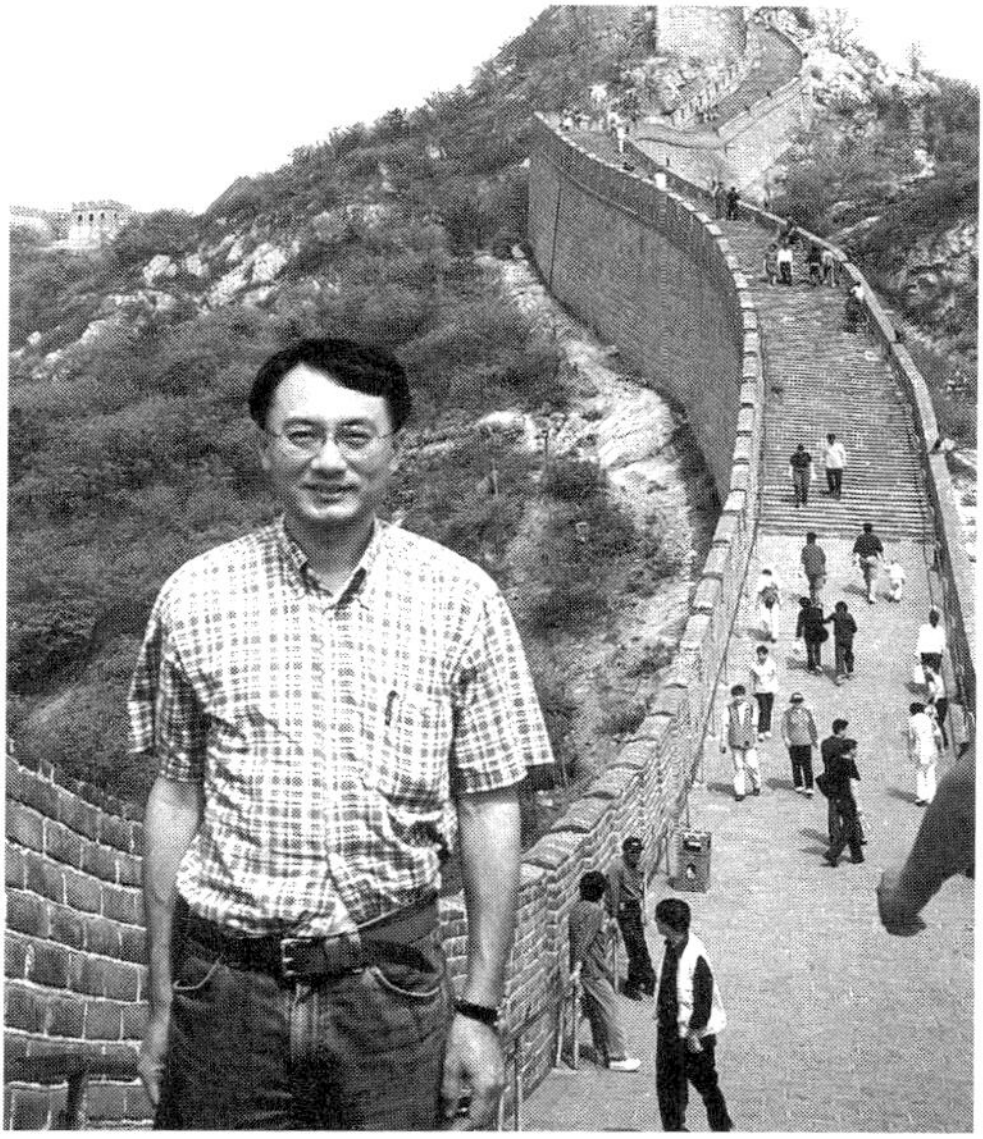
万里の長城にて。人影まばらな人込みなしの八達嶺長城はSARS騒動中ならではの貴重なショット

らは……と、先進国からの援助も届き始めた。わが国も二億五千万円の医療特別機材供与、および十五億円の緊急無償資金協力を実施したほか、国際緊急援助隊や「ASEAN＋3　SARSシンポジウム」参加のための国立医療センターの関係者の来訪が相次ぎ、これら一連の支援を通じ、さまざまな医療機器が供与された。ODAの供与に限らず、WHOの内部では世界各国からの短期専門家が入れ替わり立ち替わり出入りして論戦に火花を散らした。

騒ぎがおさまり、日本に一時帰国していた人々が帰ってきて懇談の場を設けると、北京在住日本人が日本で受けた仕打ちを聞き、噴き出る思いに暗然となり、そのトラウマに「SARS PTSD」段階を実感する。「私たちは日本でバイキン扱いされた」「親の葬儀に帰ったのに、お前だけは出るなと言われ、参列さえ許されなかった」「子供の転校手続きに行ったら、待ってくれと言われて、（義務教育の）学校に入れてもらえなかった」などなど……、異質なものを排除する日本人気質が最もいやらしい形で噴き出ていたようだ。

SARSと精神科医療の現場

一般市民の不安レベル亢進とは別に、北京の精神科医療の現場でも、SARSの影響とは当然無関係ではいられない。

ＳＡＲＳウイルスが飛沫感染をする事実、また、その予防として頻繁な手洗いをしようとあらゆるメディアを通じてくり返し流れるスローガンが、強迫症状の火に油を注いでしまうのは、容易に予想される。「公共物に触ることができない」症状も、ＳＡＲＳウイルス入りの飛沫がどこに付着しているかわからない状況下では、ある程度合理性さえもってしまう。

躁病や統合失調症の誇大念慮、誇大妄想の内容が、社会の関心事に影響されるのはいまさら説明するまでもないが、案の定、「マスクと予防衣」を手にして「ＳＡＲＳ患者を救援できるのは自分しかいないのだ！」と、厳重警戒下のＳＡＲＳ隔離施設に突入しようとして警察のお世話になるケースも発生したようであり、小湯山病院、朝陽病院、地壇病院といった隔離専門病院の門前で小競り合いも起きたと言われている。

不安障害の増加も、ご想像のとおりである。

今後、ＳＡＲＳが下火になってから懸念されるのはＰ

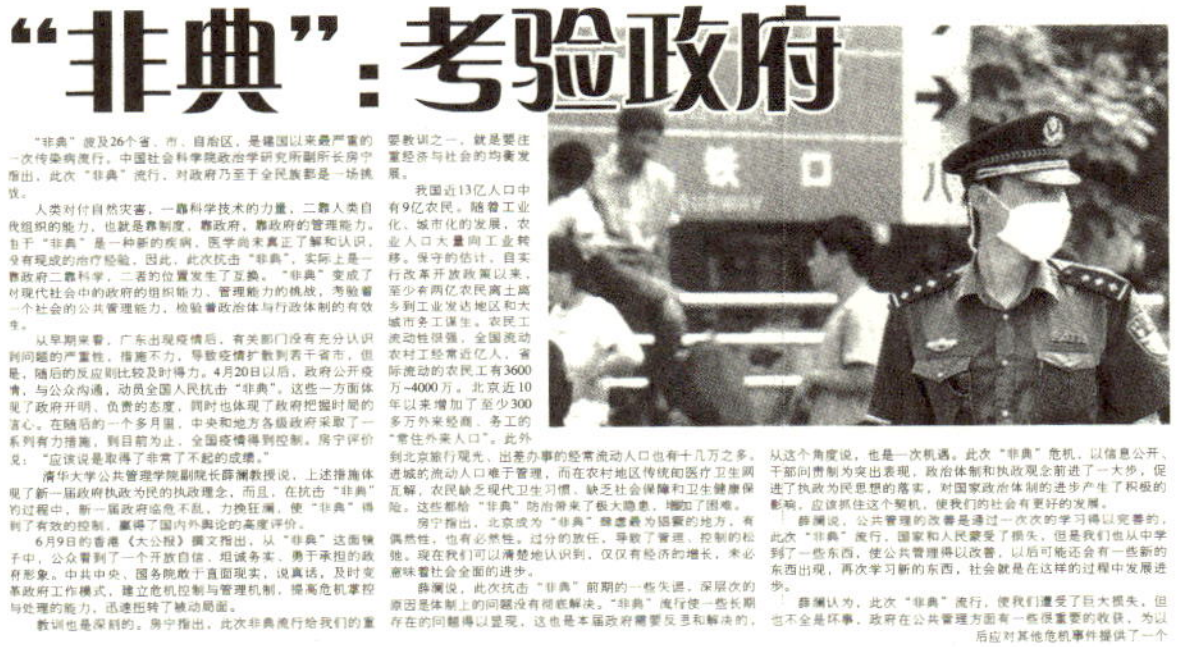

“非典”：考验政府

“非典”波及26个省、市、自治区，是建国以来最严重的一次传染病流行。中国社会科学院政治学研究所副所长房宁指出，此次“非典”流行，对政府乃至于全民族都是一场挑战。

人类对付自然灾害，一靠科学技术的力量，二靠人类自我组织的能力，也就是靠制度，靠政府，靠政府的管理能力。由于“非典”是一种新的疾病，医学尚未真正了解和认识，没有现成的治疗经验，因此，此次抗击“非典”，实际上是一靠政府二靠科学，二者的位置发生了互换。“非典”变成了对现代社会中的政府的组织能力、管理能力的挑战，考验着一个社会的公共管理能力，检验着政治体与行政体制的有效性。

从早期来看，广东出现疫情后，有关部门没有充分认识到问题的严重性，措施不力，导致疫情扩散到若干省市，但是，随后的反应则比较及时得力。4月20日以后，政府公开疫情，与公众沟通，动员全国人民抗击“非典”。这些一方面体现了政府开明、负责的态度，同时也体现了政府把握时局的信心。在随后的一个多月里，中央和地方各级政府采取了一系列有力措施，到目前为止，全国疫情得到控制。房宁评价说：“应该说是取得了非常了不起的成绩。”

清华大学公共管理学院副院长薛澜教授说，上述措施体现了新一届政府执政为民的执政理念，而且，在抗击“非典”的过程中，新一届政府临危不乱，力挽狂澜，使“非典”得到了有效的控制，赢得了国内外舆论的高度评价。

6月9日的香港《大公报》撰文指出，从“非典”这面镜子中，公众看到了一个开放自信、坦诚务实、勇于承担的政府形象。中共中央、国务院敢于直面现实，说真话，及时变革政府工作模式，建立危机控制与管理机制，提高危机掌控与处理的能力，迅速扭转了被动局面。

教训也是深刻的。房宁指出，此次非典流行给我们的重要教训之一，就是要注重经济与社会的均衡发展。

我国近13亿人口中有9亿农民，随着工业化、城市化的发展，农业人口大量向工业转移。保守的估计，自实行改革开放政策以来，至少有两亿农民离土离乡到工业发达地区和大城市务工谋生。农民工流动性很强，全国流动农村工经常近亿人，省际流动的农民工有3600万~4000万。北京近10年以来增加了至少300多万外来经商、务工的“常住外来人口”。此外到北京旅行观光、出差办事的经常流动人口也有十几万之多。进城的流动人口难于管理，而在农村地区传统的医疗卫生网瓦解，农民缺乏现代卫生习惯，缺乏社会保障和卫生健康保险。这些都给“非典”防治带来了极大隐患，增加了困难。

房宁指出，北京成为“非典”肆虐最为猖獗的地方，有偶然性，也有必然性。过分的放任，导致了管理、控制的松弛。现在我们可以清楚地认识到，仅仅有经济的增长，未必意味着社会全面的进步。

薛澜说，此次抗击“非典”前期的一些失误，深层次的原因是体制上的问题没有彻底解决。“非典”流行使一些长期存在的问题得以显现，这也是本届政府需要反思和解决的。从这个角度说，也是一次机遇。此次“非典”危机，以信息公开、干部问责制为突出表现，政治体制和执政观念前进了一大步，促进了执政为民思想的落实，对国家政治体制的进步产生了积极的影响，应该抓住这个契机，使我们的社会有更好的发展。

薛澜说，公共管理的改善是通过一次次的学习得以完善的，此次“非典”流行，国家和人民蒙受了损失，但是我们也从中学到了一些东西，使公共管理得以改善，以后可能还会有一些新的东西出现，再次学习新的东西，社会就是在这样的过程中发展进步。

薛澜认为，此次“非典”流行，使我们遭受了巨大损失，但也不全是坏事，政府在公共管理方面有一些很重要的收获，为以后应对其他危机事件提供了一个

地元紙には「非典」の文字が連日載っている（非典＝非典型肺炎＝SARS）

ＴＳＤの表面化であろう。ＳＡＲＳ拡大防止のため止むを得ない措置とはいえ、ＳＡＲＳの罹患とともに、あるいは、同じアパートに患者が出たというだけで黄色いビニールテープが張られ、住人全員に強制隔離が行われた結果、心に傷を負った一般市民は多いと思われ、状況を見守っていきたい。

ワクチン大作戦

春にはSARSに揺れたこの国であるが、この秋から冬にかけて、SARSの再来が予想される……というのは、多くの保健・医療関係者のコンセンサスになりつつある。そしてもうひとつ、世界中の関係者が恐れていること……、それはSARSとインフルエンザの同時流行である。

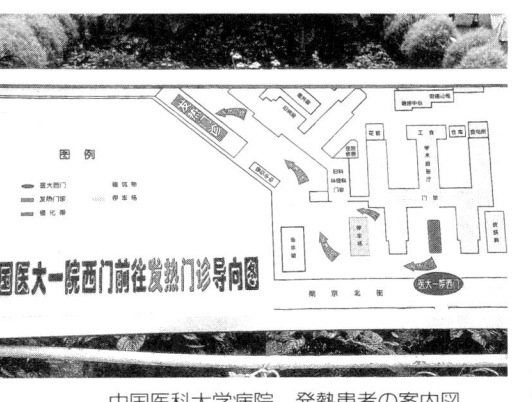

中国医科大学病院　発熱患者の案内図

SARSの確実な診断キットが確立されてない以上（現行の検査法では偽陰性も偽陽性も存在する）、流行域に指定されていれば「三八度以上の発熱＋呼吸器症状」で疑い例の基準を満たしてしまい、然るべく処置（この国では、たとえば空港での検温に引っかかると強制隔離、などということが実際に起こる）され、さまざまな不便を被る結果になる。そのような環境下でインフルエンザとの同時流行が起これば、「三八度以上の発熱＋呼吸器症状」の人々をいったい何人隔離すればよいのか、気の遠くなる話となってしまう。

ＷＨＯも、九月二日付のアップデイトでインフルエンザ予防接種を勧告し、八日には人民日報紙上でも呼びかけられるところとなった。

これを受けて、北京市内のワクチン接種箇所は昨年の三三〇カ所から四二七カ所へと、またワ

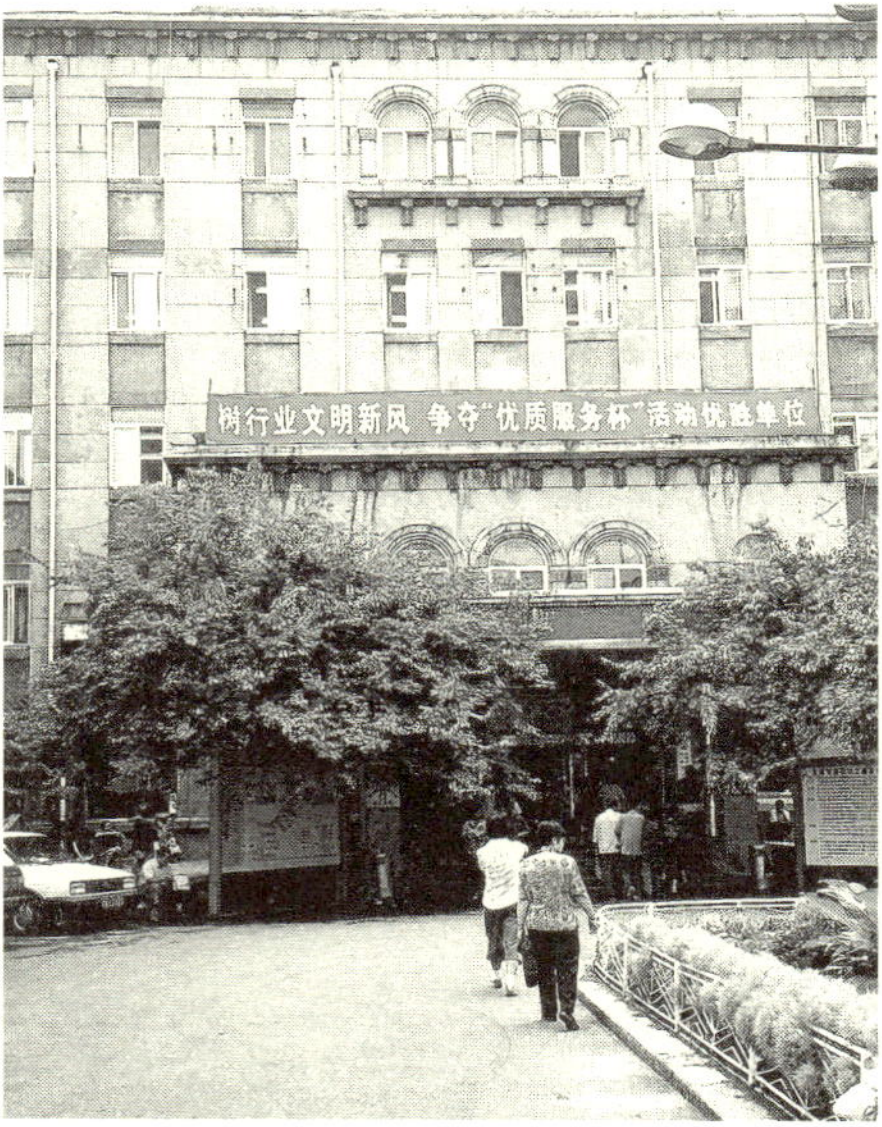
树行业文明新风 争夺"优质服务杯"活动优胜单位

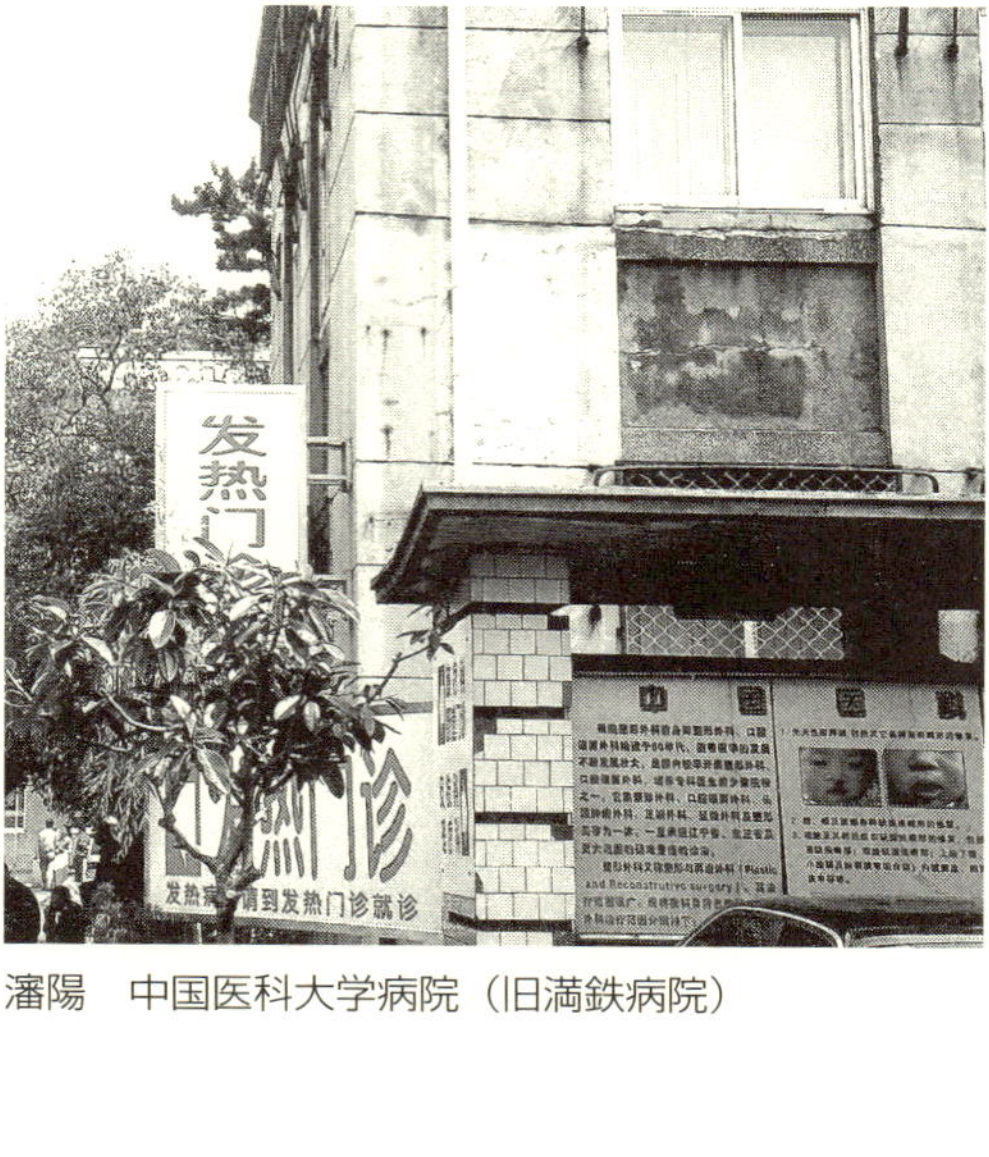
请到发热门诊就诊

瀋陽　中国医科大学病院（旧満鉄病院）

クチン在庫も従来の四十万本から百五十万本へと大幅に増やされることになったが、それを上回る勢いでワクチンを希望する市民も激増し、九月中旬には接種対象者を五十歳以上の高齢者をはじめとする高リスク群に限定する施設も現れ始めた。

日本人学校運動会

秋晴れの一日、北京日本人学校の運動会が開催された。そして私は、救護所のテントに座ることになった。小学生・中学生合同で四百名の運動会は面白いぐらい息が合い、見ていて気持ちの良いもので、教職員の努力にも頭の下がるものがある。

ところで、私の前任地、セネガルやスーダンでは日本人学校など存在しなかったし、外務省入省前にもメンタル業界人だった私には、運動会のテントに待機などという機会には恵まれなかった。だから、自分の学校時代を思い出すしかなく、運動場の片隅でヒマそうにしていた看護師さんをイメージしつつ、学校の中国人ナースと楽しく談笑していればよいのだと勝手に想像しながら行ってみたが、なかなかどうして、昨今の運動会救護所は商売繁盛なのである。

どこかで読んだ記憶があるが、昨今の子供たちは実際よく転ぶ。それに出番が近づき、腹痛の子や何となく頭痛の子……と立て続き、折りたたみベッドはフル稼働、時には保健室のベッドも使いながら、中国人ナース二名と私はフル稼働したのであった。

「張り切りすぎて腰痛・筋肉痛のお父さん（実はこのパターンがいっぱい出ると予想したのだが、案に相違して大人の利用者はわずか一名）」を想定してどっさりと持ち込んだ湿布類は次々と子供たちの肌に貼られ、腱損傷や骨折疑いでX線を求めて医療機関へ御足労いただいたケース（ローテーション研修＋大学病院時代の当直バイトの記憶をフル動員して応急処置、電話一本で日系クリニックへ。北京の日本人医師メーリングリストで全員に根回ししておいて大正解！）までであり、「とりあえず」「まあ一応念のため」に用意したモノやコトがことごとく役立つことになった、なんとも充実した一日であった。

外科系の先生方にとっては常識なのかもしれないが、昨今の運動会待機は「手応え充分」なことになっている。読者のみなさん、子供の学校の運動会救護所待機になる人がいたら参考にしてください。

アカシアの街

東北部の大連に出張に行ってきた。

海辺に面したこの街は、海岸沿いに経済技術開発区が設けられ、そこに立ち並ぶ工場群には見慣れた東証上場企業のマークも多数見られる。

この日系企業の健闘ぶりを反映するように、大連市の在留邦人数は二千人強にのぼり、大連市中心医院（立派な大病院である）の一角には日本人医療相談室が置かれ、海外邦人医療基金から派遣された日本人医師一名が常駐している。日本語でプライマリケアが受けられる大連の事情は、途上国地方都市にしては恵まれているように見えるが、この医師と懇談すると、現地医療機関の「軒下を借りる」ゆえの苦労がうかがわれる。

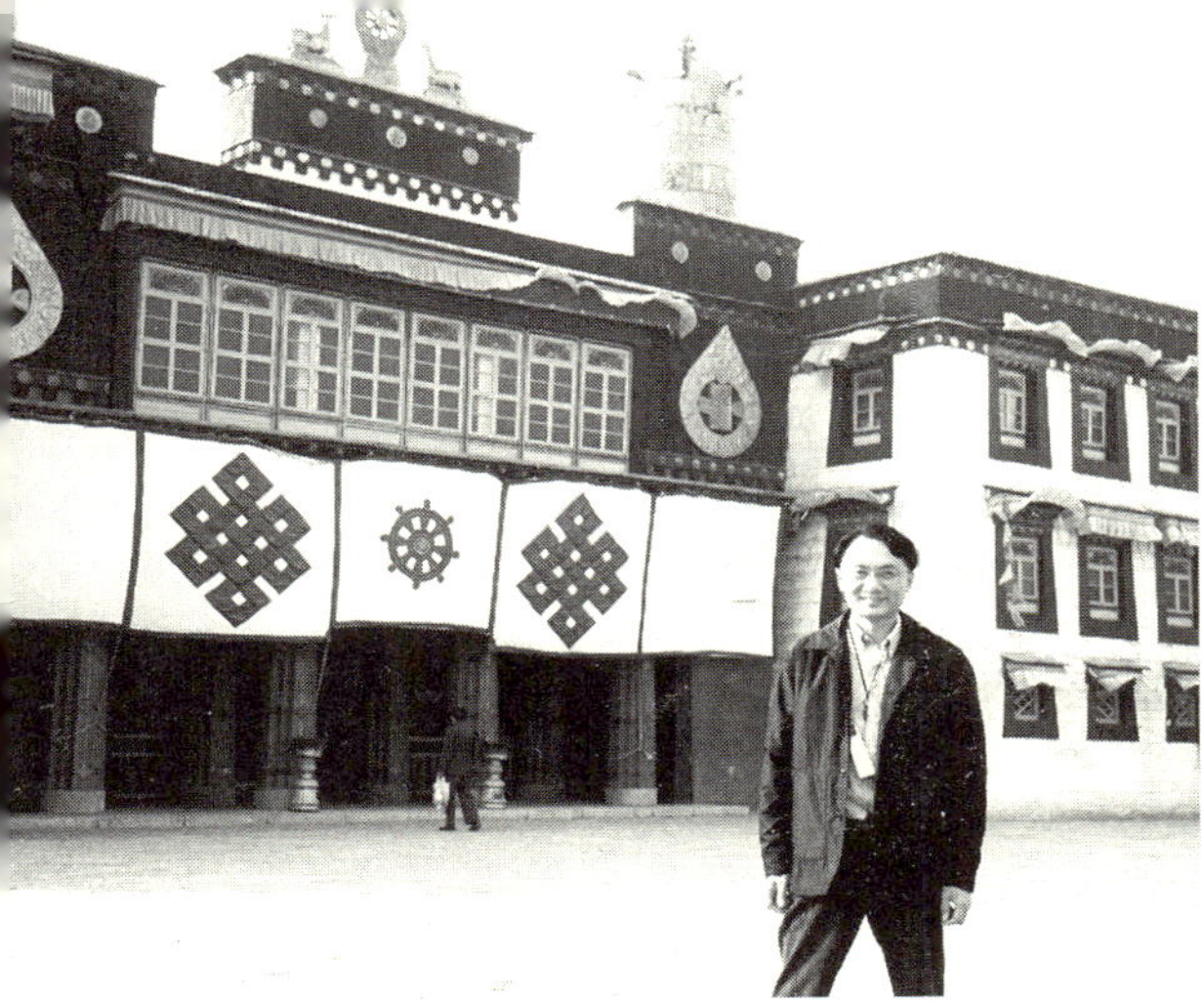
チベット寺院　レプリカ（北京の公園にて）

総合病院の一角だから専門外は専門科にコンサルトとなるが、そこではエビデンスに基づいてコトが進行しているわけではない。皮膚科専門医の返信に「診断名　蕁《じん》麻疹《ましん》」と明記されたその下にアレルギー疾患とは何の関係もないはずの抗生剤の処方が書いてあったりする。抗生剤を手に戻ってきたアレルギー患者さんにそれをコメントしようにも、軒下借りの身の上では「行間を読んでください」式の説明にならざるを得ず、その気苦労は大使館医務官や外資系クリニック勤務医には計り知れないものがある。

そんな気苦労をしつつも、中国が好きで任期後も中国の邦人医療に関わる希望を述べられる同氏には、非常に頼もしいものを感じた。

31（二〇〇四年　冬）

中国の自殺予防

十一月十九日、北京にて「中国国家自殺予防計画シンポジウム」が開催された。ここ中国でも、自殺は深刻な国家的問題ととらえられていて、毎年約二十八万人が亡くなり、十五～三十四歳では死因の第一位となっている。

中国の自殺の特徴で日本と異なるのは、都市部より農村部に多く、男性よりも女性に多いこと、なかでも、若年女性に多いことである。日本でも「農家の嫁」の心理的ストレスについては取り沙汰されるものの、農村若年女性が自殺者の主流を占めるには至っていない。その原因についてはっ

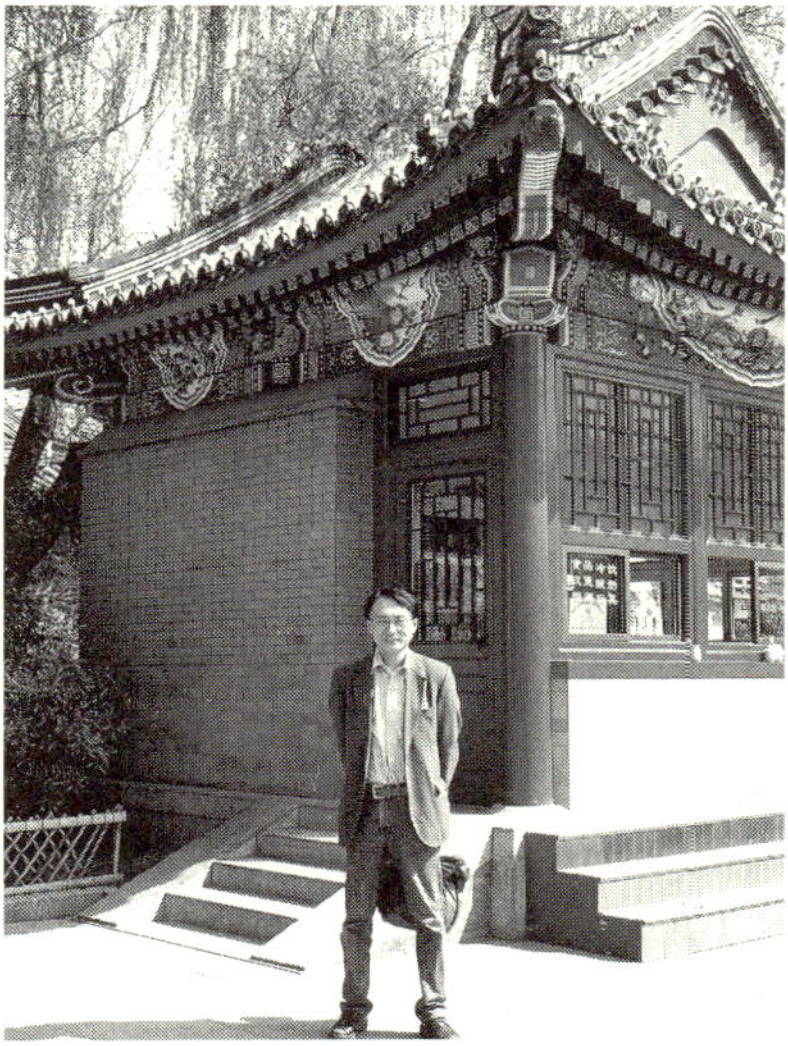
北京・日壇公園にて

きりとしたコンセンサスは得られていない模様だが（中国農村のおかれている経済的辛苦という条件を指摘する声もあるが、若年女性が多い説明にはなっていない）、興味深い所見ではある。

自殺の手段は「殺鼠剤」がトップで、農薬も多いとのことで、知人の大学教授は、これらの安全基準作成を政府に働きかけていきたいと語っていた。

SARS不安

この稿を執筆中の二〇〇三年三月中旬時点では、中華人民共和国内にSARS患者は発生していない。しかし、「SARS（そのもの）」と「SARS不安」とは別物である。

冬を迎えて、中国の空港や駅では体温測定機の設置が完了し、白衣の係員がひかえて準備万端、ものものしい。そんな中、大連から香港に向かった日本人が香港空港到着後、検温に引っ掛かり、症状観察と検査で「シロ判定」がもらえるまで数日間隔離強制入院させられる、という事件が発生（このケースはSARSではなかった）、一部には動揺が広がってしまった。そんなわけもあり、大連の日本人商工会からはSARSに関する講演要請が来て、アカシアの港町で感染症講義をすることになった。

余談だが、昨シーズンから続く一連のSARS騒動の過程で、日本を代表する感染症の大家が技術指導に、情報交換に、研究活動に、と入れ替わり立ち替わり北京に派遣され、大使館医務官としてお世話させていただく機会に恵まれた。メンタル業界出身ながら呼吸器感染症の講演を何度もする立場におかれた人間に対し、みなさんとても親切にスライドを提供してくださったり、いろいろ教えてくださったりで、ありがたい限りである。

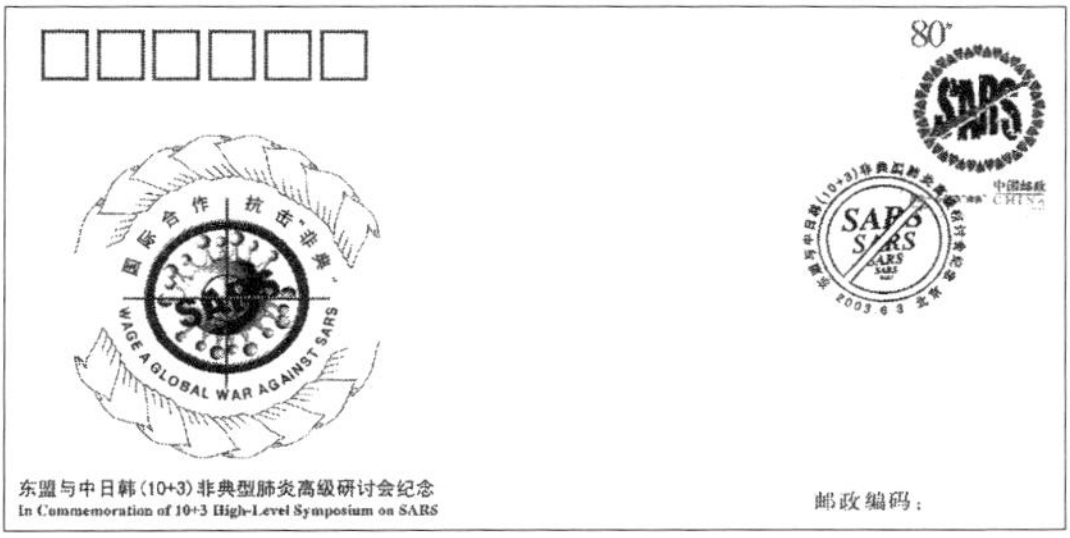

SARS記念切手（初日カバー）

国立感染研、東大医科研、ＪＩＣＡ、感染症コンサルタント、名刺の肩書きはさまざまだが、その世界の超一流の方々と食を共にし、四方山話をうかがううち、感染症の世界はこれほど面白いものだったかと再発見の思いだった。あるいはひょっとして、学生時代の四年生ぐらいまでに（私は五年生の頃には精神科！と決めてしまっていたので）これらの方々と出会ってこのようなお話をうかがっていたら、私は違った人生を歩んでいたかもしれない。

もっとも、学生時代にこのような方々と出会わなかったから、今こうやってメンタル業界で駄文を披露しおつきあいいただけているのだと考えれば、そんなときに出会わなくてよかったとも思うわけで、まあ、人生わからないものだ。

重慶第三人民医院

長江のほとりに重慶という街がある。「重ねて慶ぶ」という縁起の良い名前の重工業都市には、日系進出企業を中心として約百五十名の日本人が在住している。重工業都市だけあって、大気汚染が深刻で、気管支を患う人が多い。

この都市に住む外国人も少ないため、ここには北京や上海のような外国人用医療施設というものが存在しない。通常、アフリカの小国でも外国人用、ないし富裕層向けクリニックというものが存在し、その国全体の医療レベルがいかなる状態であろうとも、クリニックの中ではある程度先進国的常識で物事が運ばれている。ところが、この重慶では在住外国人が少なく、そのような施設はペイしないから存在せず、外国人も一般医療施設を利用するほかない。

そんな事情もあり、重慶第三人民医院の視察に行ってきた。大学病院と並ぶ総合病院で、上海大学出身の劉院長のもと、意欲的に改革に取り組まれている。

旧ロシア領事館の建物を使った管理棟で聞いた病院リフレッシュ計画によれば、向こう一年以内には様変わりし美しい病院に生まれ変わり、ハード的には快適なものになることがうかがわれる。

ソフト的にも旧来の共産主義的サービスからの脱皮を模索しているのがうかがえ、職員を広島

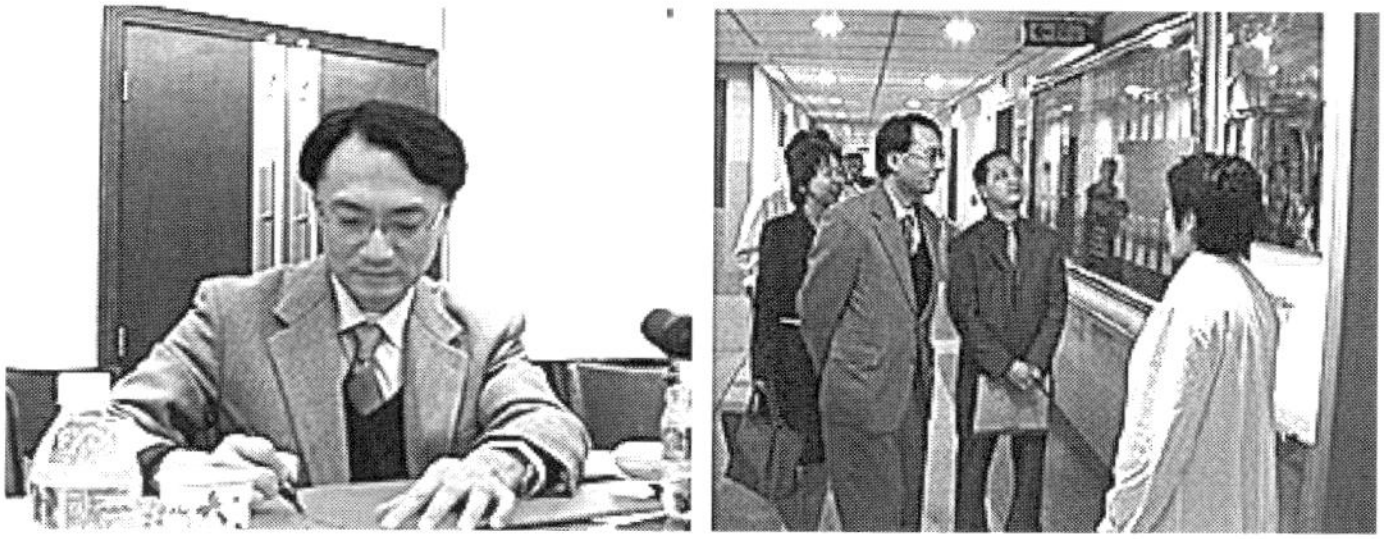

重慶第三人民医院視察時の風景（同病院ホームページから）

阿佐市民病院に派遣して研修する計画などが披露された。私にもコメントが求められ、特に外国人の診療にあたっては、医師の診療と同じぐらい看護師の態度が重要で病院の印象を左右すること、病気になって初めて異国の病院に足を踏み込むことは怖いことだから、在住日本人に対して病院のＰＲを普段から行っていくことなど、提案させていただいた（後者はすぐ二週間後に、重慶在住日本人向け院内見学ツアーが実現した）。

この病院が、在留邦人のプライマリケアの担い手としても努力を続けてもらえることを祈っている。

32 （二〇〇四年 春）

薬物依存症

三月一日付の中国公安部記者会見によれば、これまで登録された中国の薬物常用者は累計百五万人にのぼり、三十五歳以下の若年層が七二・二％を占めるという。さらに、ＨＩＶ感染者五万人余りの過半数、五五％が薬物の静注を通して感染している（『人民網』三月二日付より）。

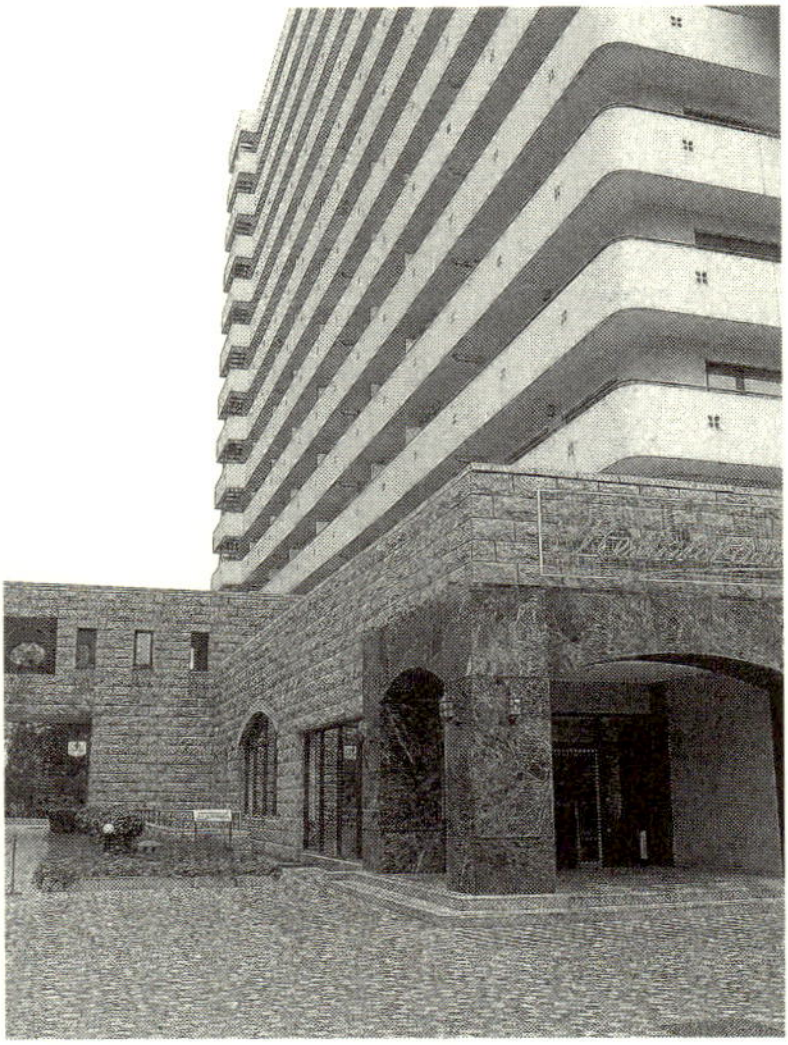

北京天衛診所（日系クリニックの入るビル）

ここ最近の中国の高度経済成長は日本でもしばしば報じられているところであるが、その反面、貧富の差の拡大も際立つ。北京の道路にはベンツ、ＢＭＷ、アウディ、トヨタなどの黒塗り高級車がごっそり走り回る横で、庶民をすし詰めにした旧型バスがノロノロ走り、一人あたりのご予算ウン万円の高級レストランが満席になる横で、月給一万円ばかりの服務員が汗を流す。こうした経済・社会の諸問題と薬物依存症の増加とは関係があるのか否か、今後注視していく必要があろう。

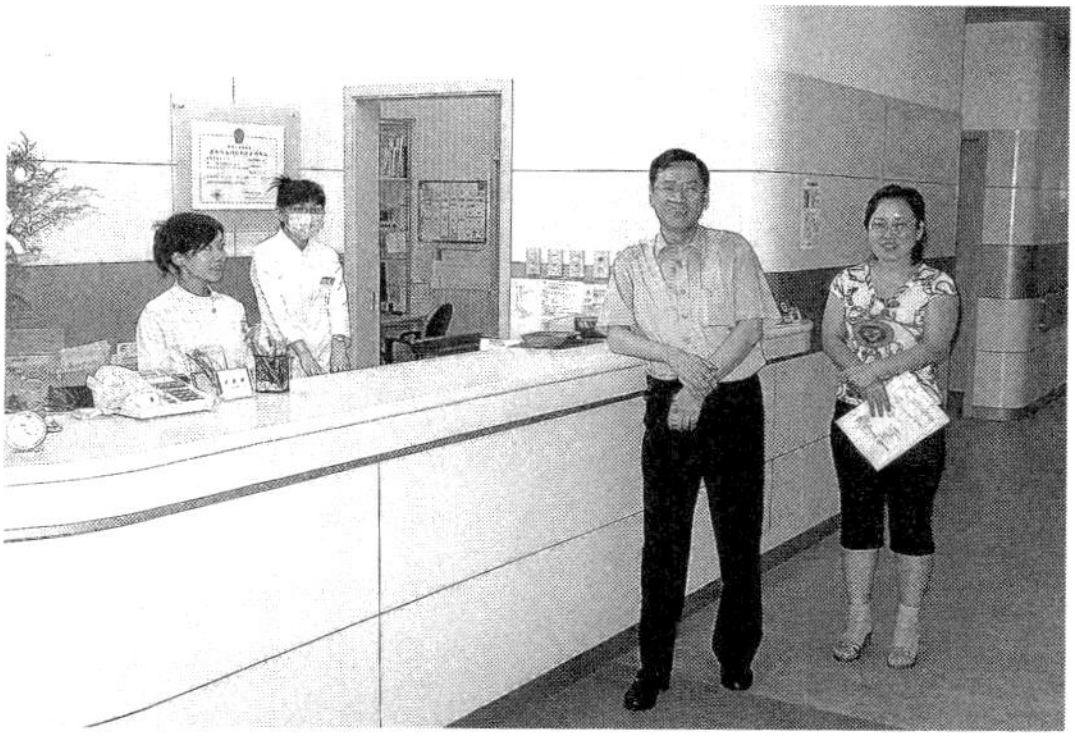

北京天衛診所の王院長と石医師

さらに深刻なのは流入ルートで、これは四方を海で囲まれた日本でさえ税関当局が手を焼いていることだが、中国雲南省はミャンマー、ラオスと国境を接し、その鬱蒼たる山岳地帯を通り、かの有名な「黄金の三角地帯（注　タイ、ミャンマー、ラオスが国境を接する地域で、麻薬栽培地として有名。中国国境との距離は地図上、わずか百キロメートルほどしか離れていない）」産の薬物が入ってくる地理的条件下にある。先の発表でも、二〇〇三年に同地帯で生産されたヘロイン約七〇～八〇トンのうち約八〇％は中国、ミャンマー国境付近から陸路で入り、摘発された一〇キログラム以上のヘロイン取引事件で押収されたものはすべて「黄金の三角地帯」産だとしている。

さらなる経済発展とともに、事態が進行しないことを祈るばかりである。

春節

中国では、陰暦の正月を春節《しゅんせつ》として盛大に祝う。家を切り絵や赤提灯で美しく飾り、家族そろって餃子を作り、花火や爆竹を打ち上げて楽しむ……、といったあたりが平均的な線だが、この「家族が一堂に顔を揃える」ことに対する熱意には、我々日本人の想像を超えるものがあり、家族の絆の強さが実感される。

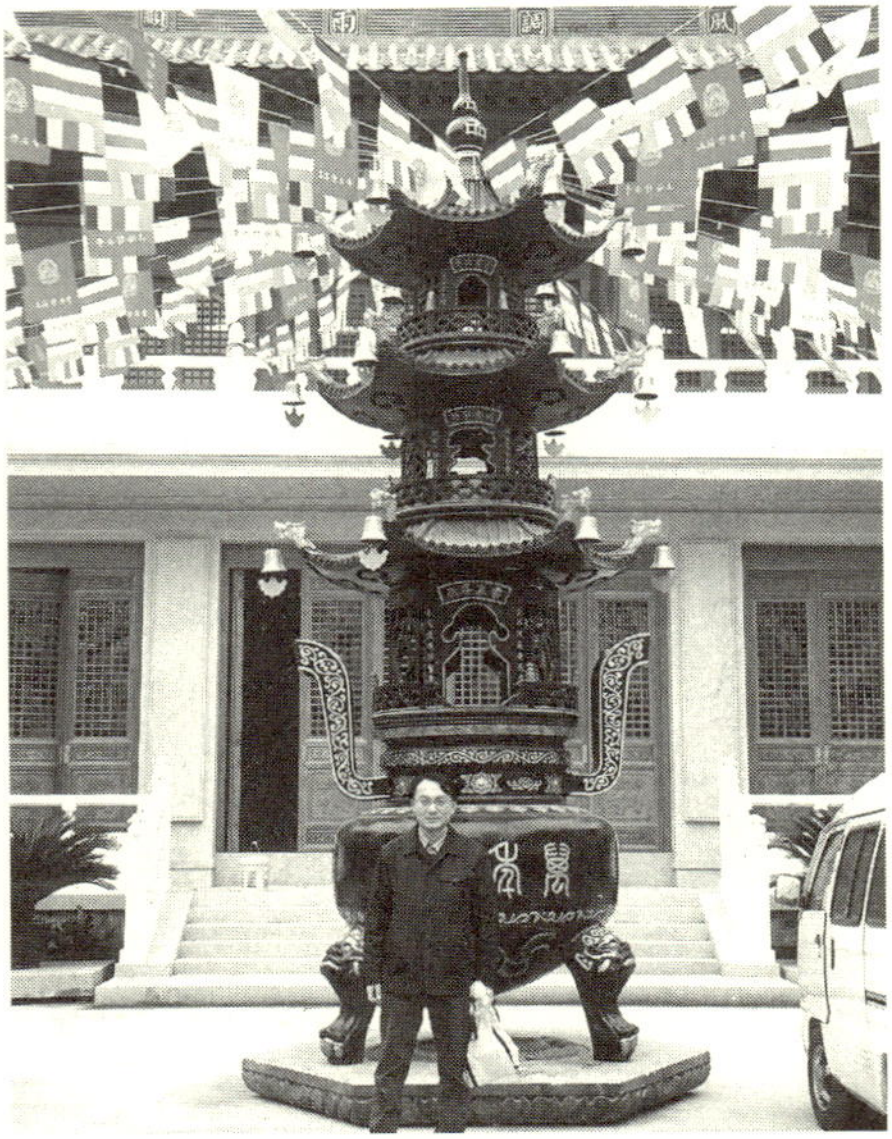
春節（旧月正月）静安寺にて　上海

ところで、中国には大きな連休が三つある。五月一日から始まる労働節、十月一日から始まる国慶節《こっけいせつ》（建国記念日）、そして春節である。いずれも大きな人の流れが発生し、駅や空港は帰省客で大賑わいになるのだが、春節ではほかの二つの連休とは異なる、「帰省」というものに対する何か使命感というか、眥《まなじり》を決したような雰囲気がただよう。

駅に行って臨時列車の時刻表を見れば、その行き先すべてがふるさと行き帰省列車であることに気がつく。ほかの連休で見かける、たとえば万里の長城行きハイキング列車のようなお遊び用列車の類は皆無なばかりか、定期便の近距離列車まで何本か運休になり、帰省列車に車両を供出している。

春節で帰省する膨大な人々をつつがなく故郷に送り届けるプロジェクトとして、「春運」なるキャッチフレーズが創作され、マスコミや街角にあふれ返る。駅に行けば「春運がんばります！」とこぶしを突き上げる鉄道員のポスターが熱意をアピールし、『人民日報』のホームページを見れば「春運」特集ページが設けられて、臨時列車時刻表はもとより、毎日の切符売場の状況、列車増発状況、前日の乗降者数……、と毎日こと細かに情報を伝え、面倒をみてくれる。いずれもほかの連休では見られない現象で、「春節の帰省」は「日々の疲れを癒すレジャー」などではなく、それ自体、一種の「仕事」のようにさえ見える。

中国社会すべてが「家族が一堂に会し、絆を深め合う」という一大国家的使命に向かって邁進しているようなすごさを、北京駅の「人山人海」の中で感じた連休であった。

鳥インフルエンザ

二〇〇三年のＳＡＲＳに続き、二〇〇四年も新たな課題が持ち上がってきた。鳥インフルエンザである。鳥類からヒトに感染が広がり、ベトナムとタイ合わせて二桁の犠牲者を出し、世界中の注目を集めている。

中国では、ヒト感染例は公式には報告されず、ヒト―ヒト感染例も「ベトナムの姉妹例」が例外的に報道されるのみで、ヒト―ヒト感染が容易に起こるような遺伝子突然変異も見つかっていない、というのが執筆時点の状況であるが、活字になる頃にはどうなっているのであろうか。

（鶏に限らず）鳥類には近づかないこと、鳥の糞に触れないこと、中国では卵の販売にあたって殻の洗浄が義務づけられておらず、糞の付着可能性もあるので、買ってきたら調理の前に殻を洗浄すること……、などを呼びかけつつ、ＷＨＯやＣＤＣ、Pro Medなどの専門サイトの発表に神経を尖らせている。

注　これは二〇〇四年時点の記述だが、その後事態はジワジワと不気味に拡大している。

33

（二〇〇四年　夏）

中国の精神科リハビリテーション

この国の強みと言えば、低コストで水準の高い労働力が豊富に得られることというのは広く知られている。それに中国四千年の伝統芸術が結びつくと、素晴らしい精神科リハビリテーションの現場ができ上がる。

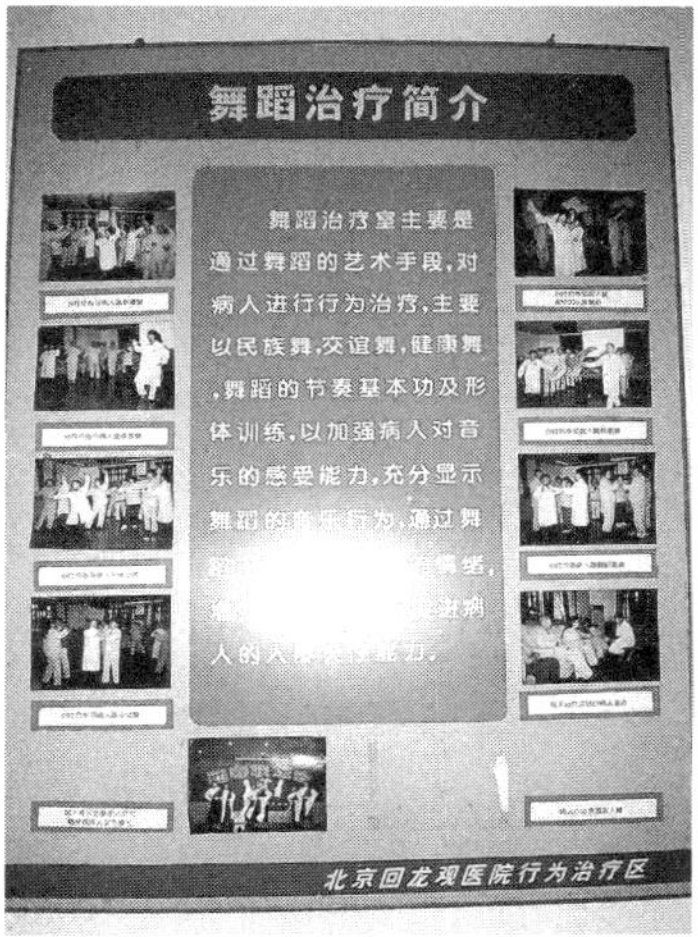
舞蹈治疗简介
舞蹈治疗室主要是
通过舞蹈的艺术手段，对
病人进行行为治疗，主要
以民族舞，交谊舞，健康舞
，舞蹈的节奏基本功及形
体训练，以加强病人对音
乐的感受能力，充分显示
北京回龙观医院行为治疗区

舞踏治療（ダンスセラピー）の紹介パネル

北京北郊に回龍観病院という精神科病院があり、視察する機会を得た。

近々オープン予定の新病棟と並んで目玉なのがリハビリ棟で、回廊状の丸々一棟があてられている。ここでは、陶芸・書道・中国舞踊・中国将棋・エクササイズ・器楽といったテーマごとに専用の部屋が設けられている。患者たちの表情は日本におけるそれと変わら

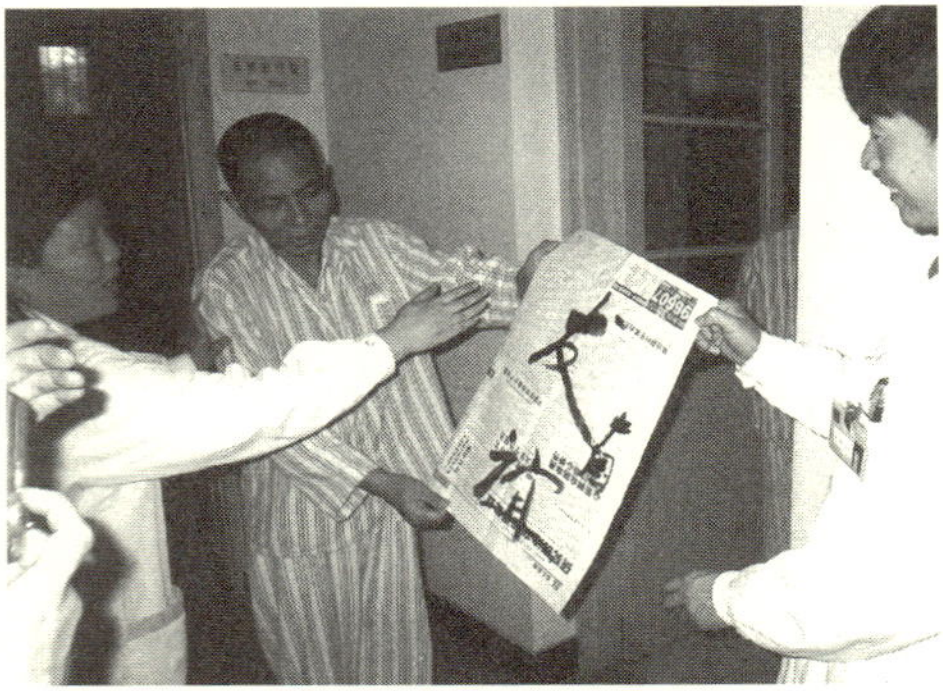

回龍観病院リハビリ棟にて。見事な毛筆はさすが中国

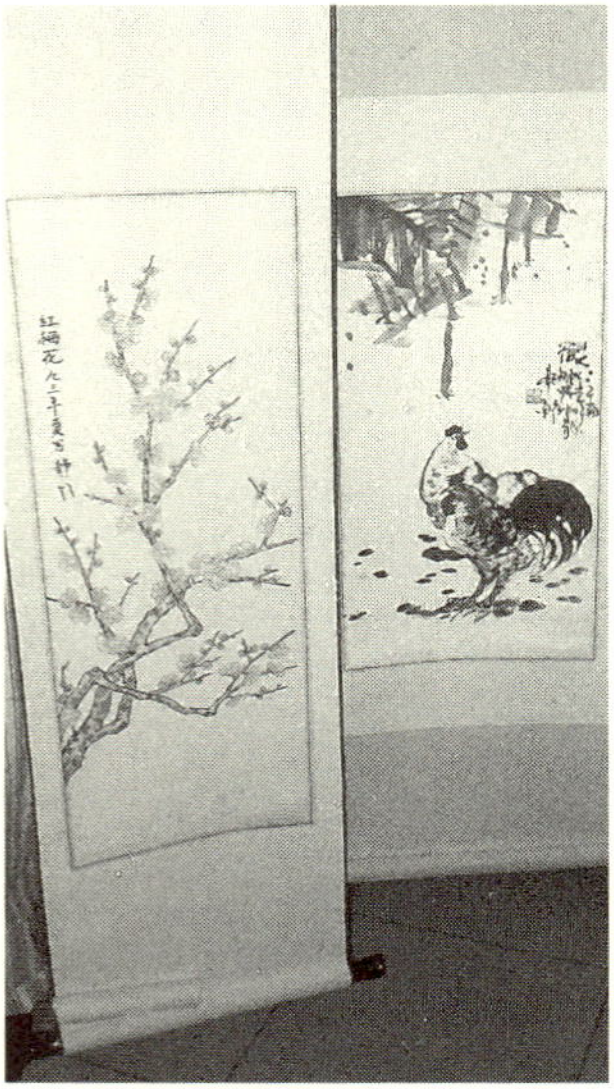

作業療法の作品！

ないものの、驚かされるのはその出来栄えである。友誼商店（伝統的な外国人向け商店）の土産品売場に並んでいるものとなんら遜色ない掛軸や陶芸品といった作品群は、その道のプロの丁寧な指導で造られるという。実際、日本のような作業療法士やナースの片手間ではなく、書道や陶芸、音楽などの専任教師が専用室に陣取って、これら中国伝統芸能を手取り足取り教えているのを目の当たりにした。日本の病院でこんなことをしたら、たちまち資金繰り困難になるであろう。さらに補助スタッフの数も実に豊富で、廉価な人件費で質の高い人材を雇える中国ならではの強みを実感した。

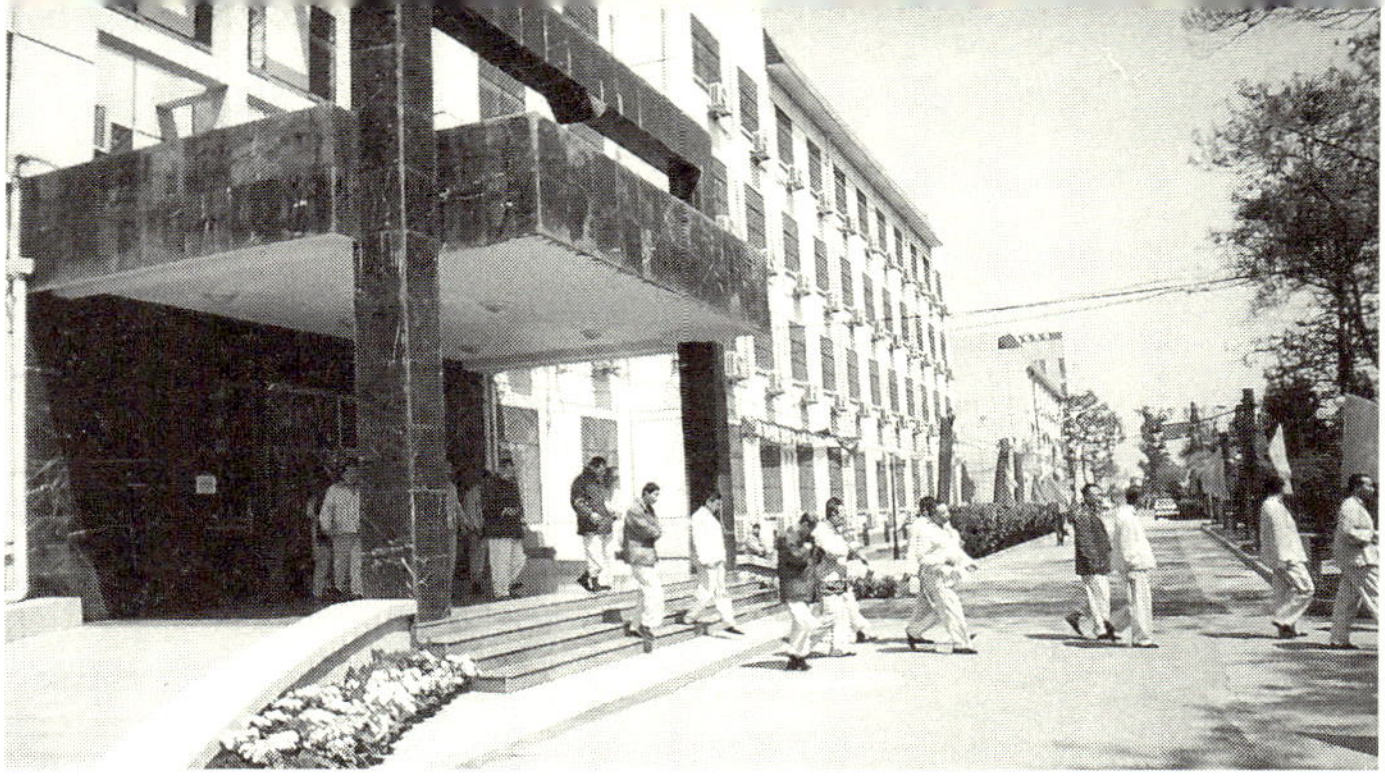

北京郊外　回龍観病院（精神科）

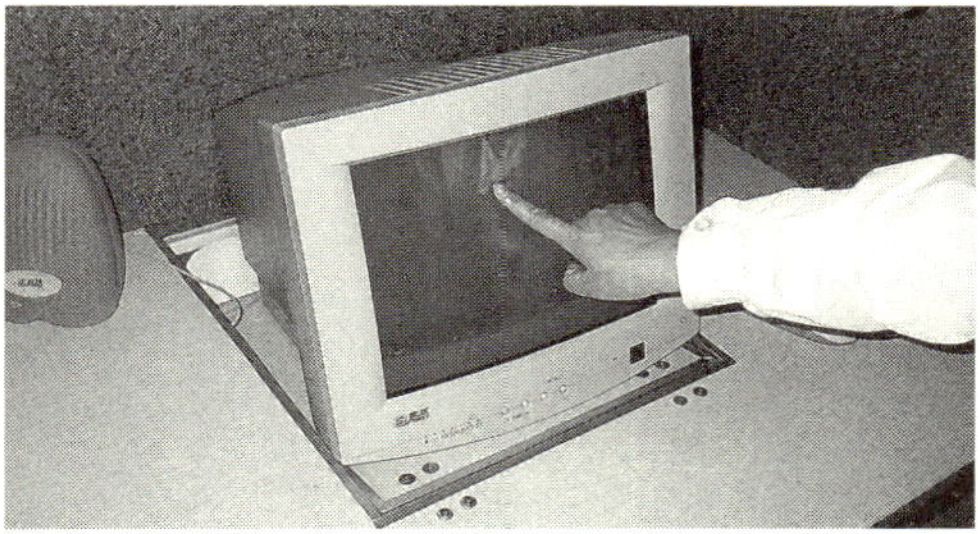

同上　タッチスクリーン式の心理検査。何千キロも向こうの病院と結び即座に結果を送り返す

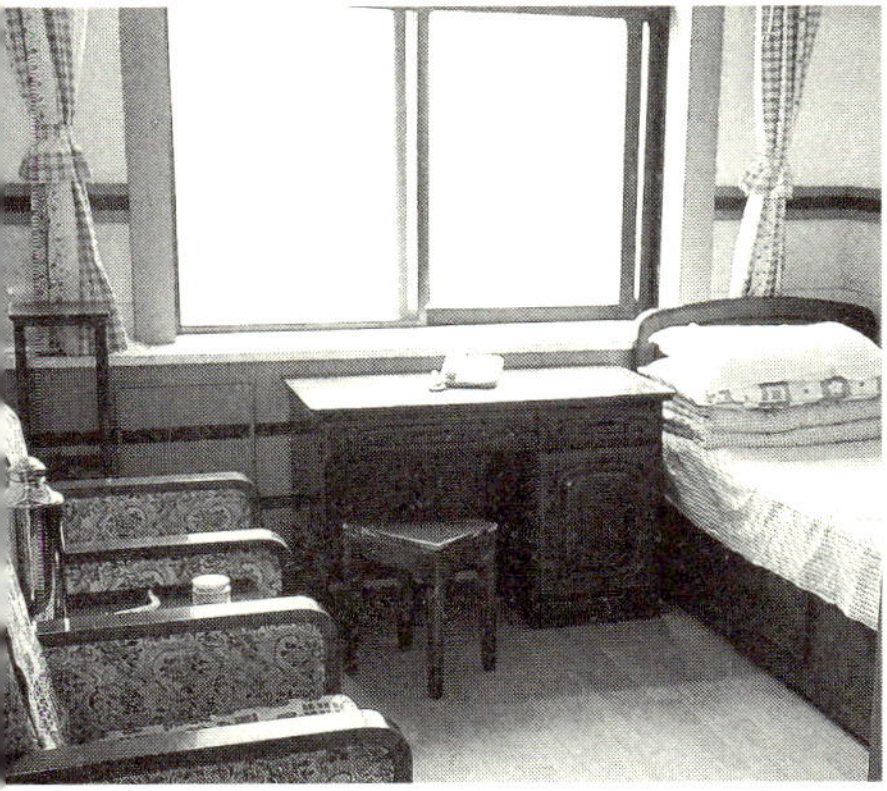

同上　特需病棟の病室

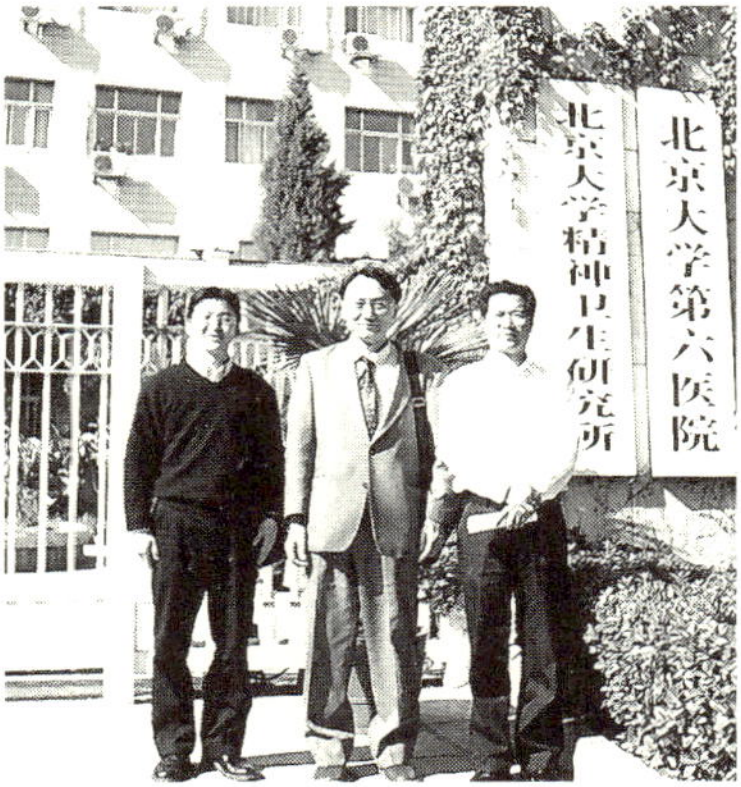

北京大学第六病院（精神科）

農村住民と都市住民

この国の農村住民と都市住民に間には、戸籍から始まり、いろいろ溝があるらしい、というのは、いろいろなところで書かれていることだが、それを実体験する機会に恵まれた。

ある週末、東北部は遼寧省の小さな炭鉱町に旅行した。私の趣味のひとつに、日本では絶滅してしまったSL（蒸気機関車）に乗ることがある。東北の炭鉱町、南票鉱務局の鉱山鉄道にはそれが残っていて、二十一世紀の今でもSLが野を越え山越え走りまわっている。

終点の炭鉱駅で機関車の写真を撮っていると、機関士が「おいで、おいで」と手招きして運転席に招待してくれた。そのまま発車、筆談交えて雑談しながら炭鉱鉄道一往復半、合計三時間もそこにお邪魔してしまった。

ところで、煤煙吹き込むSLの運転台に三時間滞在して野を越え山越え……とやっていると、私は昔のイタリア映画『鉄道員』の登場人物みたいな姿になった。すなわち、顔は毛穴のひとつひとつまでススが入り真っ黒、髪の毛は固まり、爪も真っ黒。襟首には油が染みてジーンズも黒ずみ……、炭鉱町の安宿でシャワーを浴びたぐらいでは到底落ちず、翌朝、この格好のままで北京まで帰ることになった。その勇姿（?）は誰がどう見ても医者にも外交官にも見えるはずもなく、まあ、田舎から北京へ出稼ぎに出ていく炭鉱夫か農民というのが妥当なところであろう。この「農村住民に化けた」私の姿を見た車内の人々の反応、これは面白かった。

炭鉱町から本線まで出るローカル線、そこでは周囲の人々もほぼ同様のいでたちだから、すっきりと空気に溶け込む。そして本線に合流する錦州で北京行き特急列車に乗り換えると、周囲の乗客の顔にススは付いていないものの、おとなしく硬座（二等車）に乗っているぶんにはとりあえず発車時点では妙な視線を感じることもなかった。途中、唐山（河北省の地方都市）から乗ってきた田舎の大学生はいぶかしそうに見つつも、気さくに話しかけてきて、「お前は何で日本語の本なんか読んでるんだ？」「いや、実は日本人なんだよ」をきっかけに、前席の乗客も入って楽しく話がはずんだ。

ところが、天津に到着し、彼らが降りて周囲が入れ替ると、雰囲気が変わってしまった。天津から北京、日本で言うと横浜→東京間に相当する区間でどっさり乗ってきた客層は、ほぼ例外なく都市住民で、隣のネクタイ族は私の姿を一瞥するや、ひとり分のスペースを空けて座り、前席に

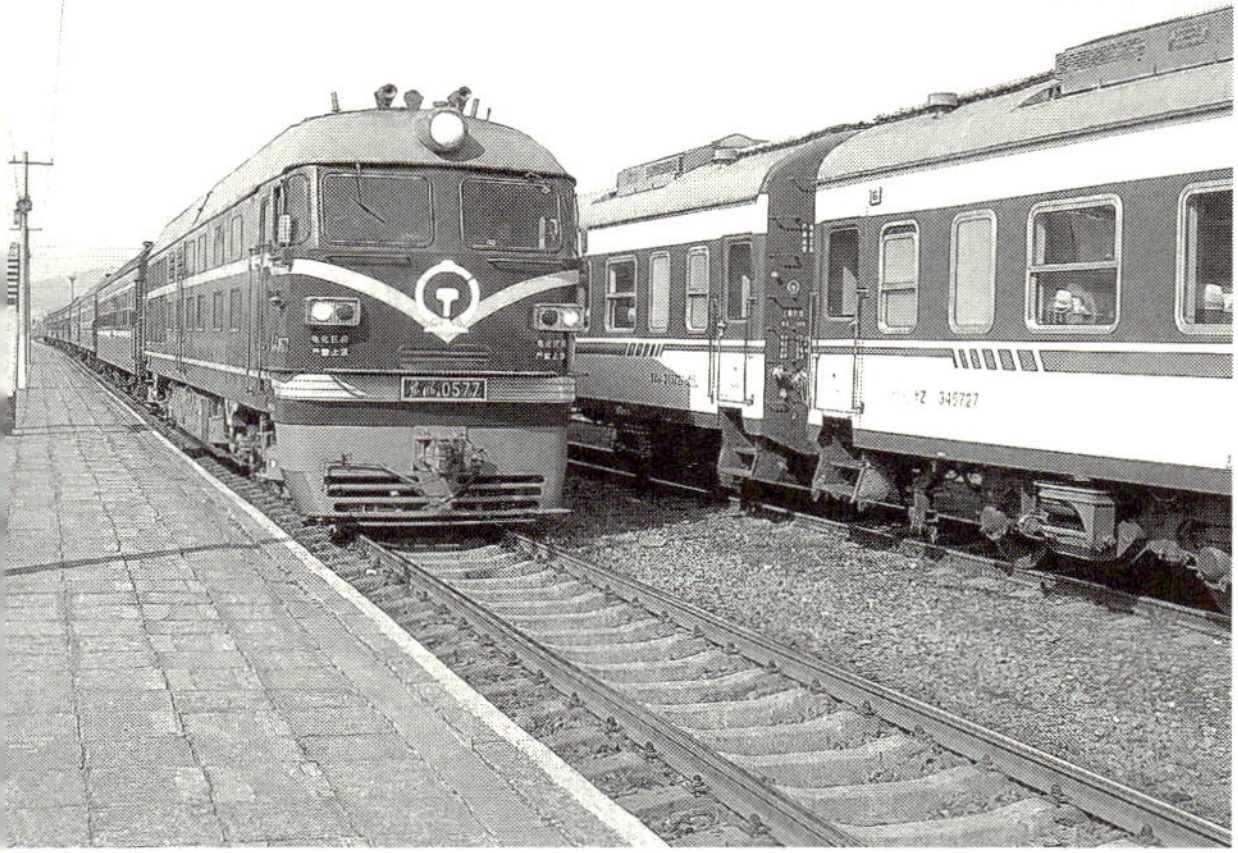
中国の鈍行列車。田舎をノンビリ走る

やって来た美女は冷たい視線をチラリと投げかけるや、「私に話しかけないでね」とばかりにサッとウォークマン取り出し耳をブロック、何やら横文字のコピーを取り出して顔を上げようとしない。何を読んでいるのかと覗いてみたら“The treatment of cardiovascular embolism…（心血管系塞栓症の治療と……）”と続く見出しが目に入った。そう、これは明らかに同業者、年齢から見て循環器専門医なわけなく、医学生か研修医といったところであろう。「医学生のくせに何だ！」「いやいや、今日の私は北京に出稼ぎに行く農民・炭鉱夫」とヘンテコな葛藤を抱えながら終着北京までの一時間、ちょっとした疎外感の中で、農村住民が都市住民に抱く感情や農村と都市の溝について考えていた。

図らずも「化けた」おかげでチラリと体験できた一面であるが、今後さらなる経済発展を経た十年後、二十年後にこの国を再訪したとき、これが懐かしい昔話になっていることを願っている。

日本住血吸虫

ここのところ、現地の新聞で「血吸虫」の大見出しが目立つ。長江流域、湖北省・湖南省を中心に日本住血吸虫症《にほんじゅうけつきゅうちゅうしょう》患者が増加し、二〇〇二年度から三万三千人増えて、二〇〇三年度には八十四万三千人に達したというもので、対策プログラムが組まれ、旅行者への注意呼びかけや医薬品無料配布などが行われている。

　昨年同時期には中国南部で日本脳炎が流行しており、頭に「日本」のつく、しかしいずれも日本ではほとんど見られなくなった病気が続けて流行るのには、複雑な心境になる。くり返し「日本○○炎」「日本○○虫」と報じられれば、また「日本」のイメージダウン……と心配するが、何らかの配慮があるのか、報道では日本脳炎は「乙型脳炎」、日本住血吸虫症は「血吸虫」（英字紙ではsnail fever）と、学名のSchistosoma Japonicumにかかわらず「日本」が冠されておらず、ほっとする。

34（二〇〇四年 秋）

中国の日本語熱

ここのところ、医務室のナースが昼休みの十二時より少し前からややそわそわし始める、ということが続いていた。中日友好病院（日中友好病院）から一年交代で派遣される彼女らはとても真面目で優秀、その働きぶりは充分満足いくものだし、昼休み前に少々落ち着きなくなるぐらいは文句を言うことでもなく黙認していたのだが、ある日ふとしたことから、その理由が判明した。「インターネットで日本語検定試験の申込みをするため」という。

教育部が実施する「日本語能力試験」は日本の英検やＴＯＥＦＬ、ＴＯＥＩＣをしのぐ人気を博し、受験者数に定員を設けて整理している。昨年度からインターネットによるオンライン申請方式を取り入れ、毎日十二時から十三時までの一時間を申請時間としたところ、この一時間にものすごいアクセスが殺到してなかなか次のページに進めず、毎日十二時前に広報センターのパソコンの前に座っては溜息をついていた、ということであった。ＩＥの「再送信」ボタンの機能を知らなかったようで、私もパソコンの前に同伴、一緒に画面をのぞきながら、「再送信」「再送信」

と何十回か繰り返しながらようやく受験申込みに成功した。

合否の以前に、受験する権利を獲得するだけでこれだけの苦労とは驚いた。主催側によれば、今年の受験定員は昨年度より一五％増やしたというが、それでもこの有様で、日本語学習熱のすさまじさを実感させられる。医務室のナースだって、受診者の来ない暇な時間に読んでいるのはたいてい、看護・医学雑誌ではなくて日本語学習帳だったりする。

憧れの国の言葉を学び、留学に就職にと夢を馳せる……、ここのところ報道に載るいくつかの事件とも、あるいは「中日友好」のかけ声ともちょっと違う、目立たぬ中にも底知れぬ日本熱を感じる一件であった。

参考『人民網』日本語版　八月二十九日版

北京の若者たち

北京のミニコミ誌をパラパラめくっていたら、面白い記事が目にとまった。「中国の大消費時代の主役　若者の消費行動」と、「中国」を「日本」に置き換えたらそのまま日本のミニコミ誌に使えそうな特集だが、「自由に使えるお金があったら何に使いますか？」と問われて、「服装」

「飲食」がそれぞれ六〇%弱で断然トップである。服装はともかく、飲食が首位にくるのはいかにも「食の国」らしく、食への執念がうかがえる。実際、北京の街を歩いてみると、その外食施設密度は私がこれまで在勤したスーダン、フランス、セネガルのどの首都よりも高い。グルメを共にし、若者の愛が語られていく。

逆に、日本に比べ意外に少ないと思われるのは、「携帯電話通話料」がまったく上位に登場せず、「電子製品の購入」も一〇%に満たないことである。若者の携帯普及率自体は結構いい線いっているように見受けられるから、「携帯での長電話」が少なくて、直接会うほうを重視、ということだろうか。

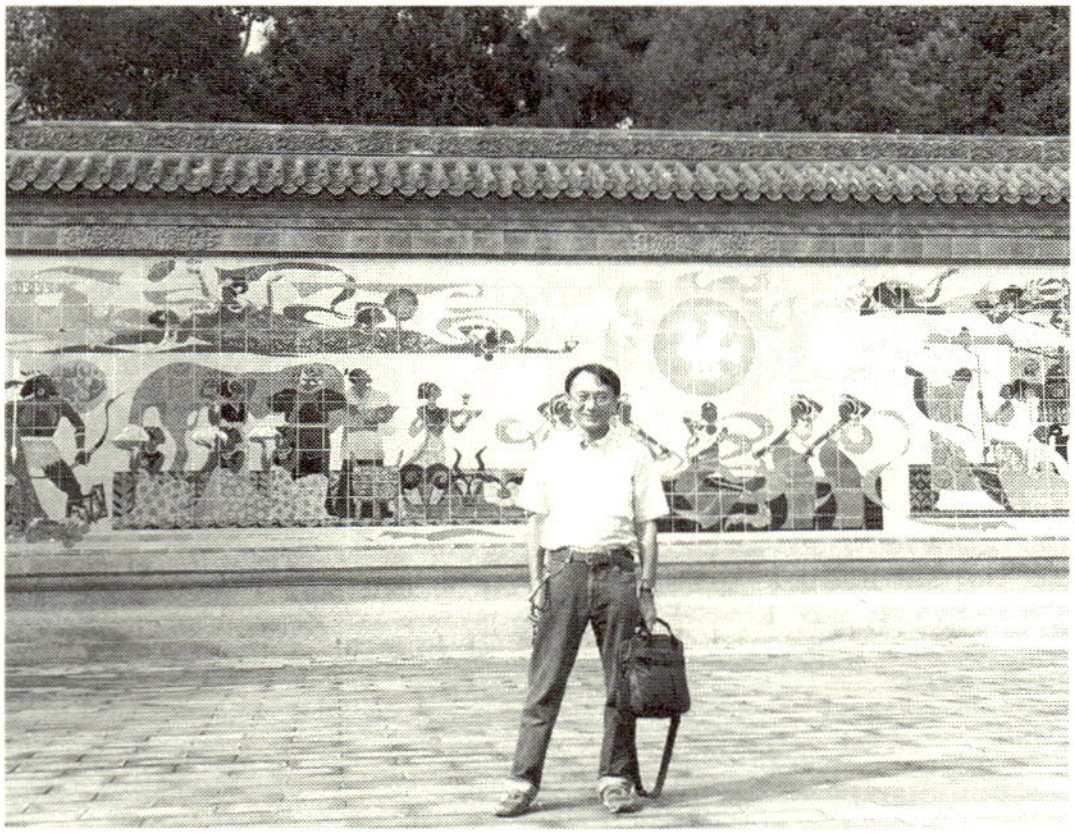

北京・日壇公園にて

「旅行」も一〇%弱とやや少なめな気もするが、海外旅行はまだまだ一般的ではなく（中国のパスポートに対してビザ取得審査を要する国は多く、我々日本人のように気軽に海外旅行に行くことはできない）、鉄道駅に行っても旅立ちの意欲をそそるポスターなど皆無という環境では、食指が動きにくいのかもしれない。

　お金の使い方としては少々違う面はあるものの、休みの過ごし方は「ショッピング」＞「外食」＞「郊外・公園へ」＞「運動」＞「バー」＞「カラオケ」＞「映画館」＞「ディスコ」と、まったく違和感のない顔ぶれが並んでいる。結局、大勢としては日中類似した思考回路をもっているのかなあというのが実感であった。

中秋節

二〇〇五年は九月二十八日満月の夜、「中秋節」として、家族で集まりお月様を眺めながら月餅を食する、というイベントの日がやってくる。家族で月餅に舌づつみを打ち、知人にいくつか贈呈するというのが伝統的アイテムなのだが、ここに近年の猛烈な経済成長が加わり、都会人の財布が厚くなるとともに進化を遂げている。

　知人に贈呈する月餅は立派な箱入りに格上げされ、その中身は月餅にとどまらず、日本の歳暮・中元顔負けのあらゆるものが加わって、プライスタグが跳ね上がる。新聞記事には、千五百元（一元＝約十三円）のセットの登場とともに、「給料の三分の一が飛んでしまう」と嘆きの声が紹介されたりする（この声の主は比較的高所得者層だろう。北京の最低賃金は五百元ちょっと

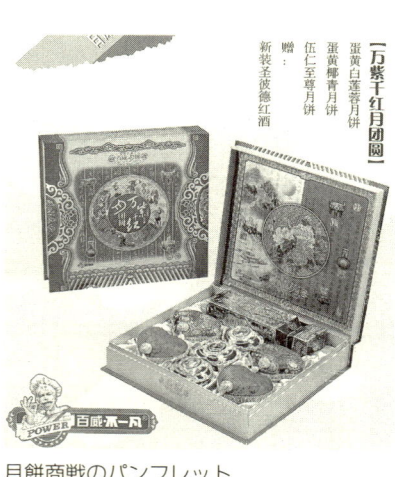

月餅商戦のパンフレット

だから、普通の人なら「給料の三カ月分」が飛ぶ金額）。

まあ、千五百元のセットは「新聞ダネになっている極端な話」だから、では「新聞ダネには至らない普通のレベル」の現状はいかに、とスーパーマーケットをのぞいてみることにした。日本の歳暮・中元特設コーナーそっくりの一角、さすがに庶民版のプライスタグは五十元から二百元ぐらいが主流どころで、最高でも五六五元におさまる。その中身の派手さには驚きつつも、中国人の好み、欲しいものが反映されていて面白い。主役のはずの月餅は箱の隅に追いやられ、キンキンギラギラと耀くものが目立つ。光る缶入りの菓子、高級ウイスキー、ワイン、チョコレート、はては黄金色に耀く猿の置物まで、主役の地位を占めている。たくましき多国籍企業もしっかり参戦し、ネスレ（ネスカフェ）など本国では絶対売らないであろう金ピカのコーヒーカップにネスカフェマークを入れてコーヒーとセットにして売っていて、中国人の派手好みが実感をもって迫ってくる。

月餅そのものも、紅い餡に白い餡、見たこともない餡の数々と中身は数十種類に及び、いつもながらの食への情熱が伝わってくると同時に、「無糖」版も健闘しているのは健康志向の表れであろう。「日式風味（日本風味）」を売り物に「にほんのあじ　じようきょうそう　ゆうりょうしょうひん」と意味不明なひらがなが並んだパッケージにはびっくりしたが（日本風味の月餅って何でしょうか？）、隣国へのほのかな憧憬のなせるわざであろう。わざわざ（中国人が読めない）ひらがなをパッケージに並べているのは、エキゾチックな演出と解釈できようか。

　世の好みを映した中秋節の月餅売場、興味がつきない。

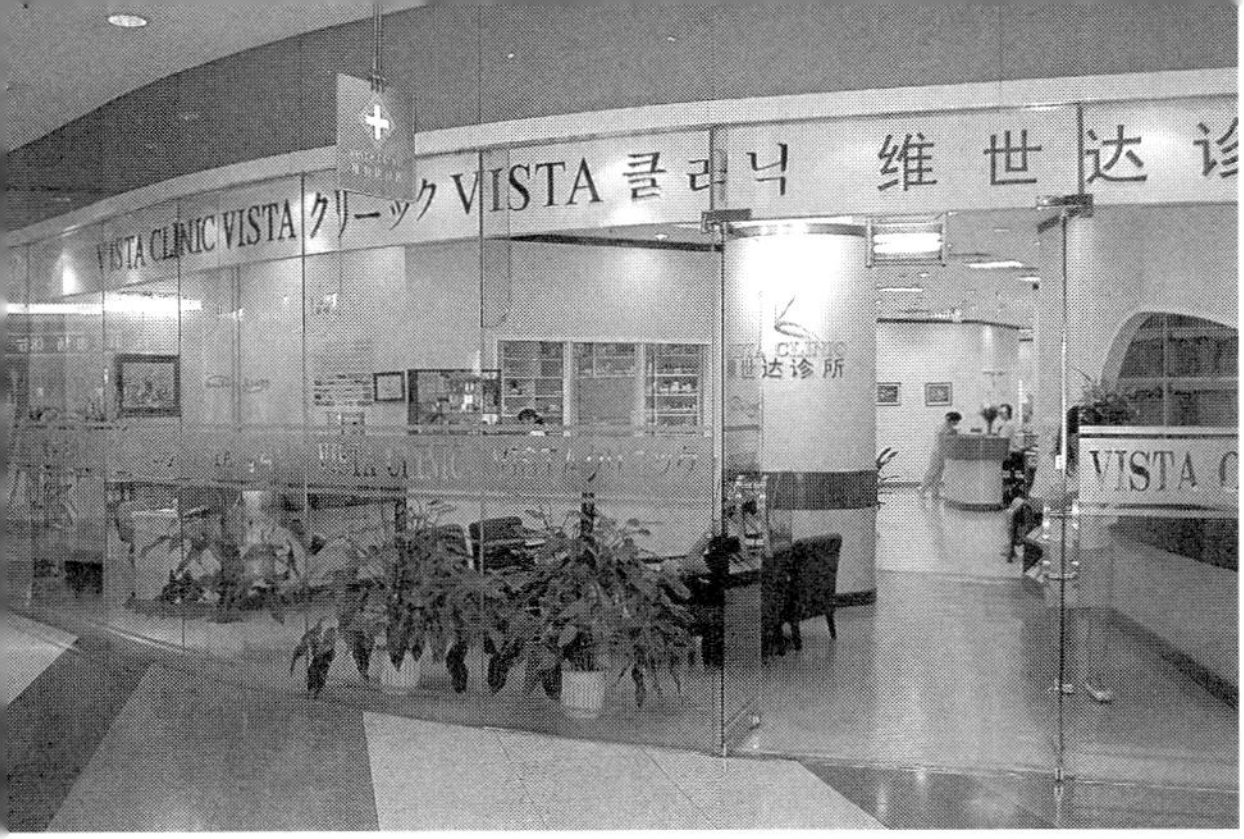

VISTAクリニック（徐医師は日本人メンタルヘルスの担い手）

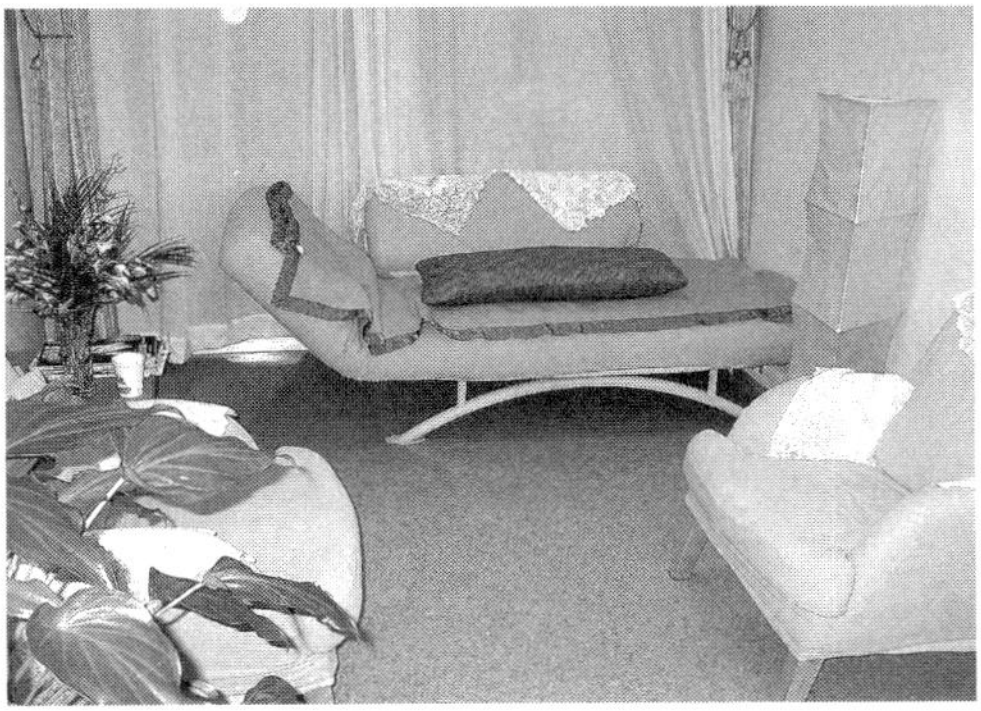
心療内科・精神科診察室

35（二〇〇五年　冬）

エイズキャンペーン

ある朝出勤時、地下鉄売店で新聞（『新京報』）を買ったら、一面の左上端に四センチ四方ぐらいの紙パックがくっついているのに気がついた。よく見ると、目が点になった。何と、そこにはコンドームが一個糊付けされていた。もちろん私の購入したものだけにいたずらで付いているわけではなく、電車を待つ乗客の手にはコンドーム付き新京報が握られている。

街の広告にも、コンドームを模した漫画や赤リボンが目立つ。そう、エイズ啓蒙キャンペーンが展開されているのである。

十一月三十日、北京市衛生局が発表した北京市のＨＩＶ感染者は二、〇四六例（一九八五年から二〇〇四年十月の累計）になり、年率四〇・六％の増加率だという。四〇％増と聞かされるとギョッとするが、北京市の人口千四百万人超の中の二、〇四六例だから、私がこれまで訪問したアフリカの何カ国や欧米に比べればどうということのない数字なのだが、そこはＳＡＲＳ以来感染症には鋭敏になっているこの国のこと、アピールする数字を前面に押し出して、啓蒙にこれ努めているのであろう。

　この国のエイズの感染経路は、麻薬の打ちまわしによる針感染と性交感染、というのはほかの国と変わらないが、アフリカや欧米諸国と異なるのは、感染判明後の処置である。検査でＨＩＶ陽性が確認されると、医療機関はそれを保健当局に報告する義務を負い、それをもとに伝染病指定施設に強制隔離の処置……、と徹底している。だから、知人の医師は、疑いをもっていても、外国人患者に対しては検査の実施をためらい、「至急本国に戻って検査するよう」勧めることもあるという。

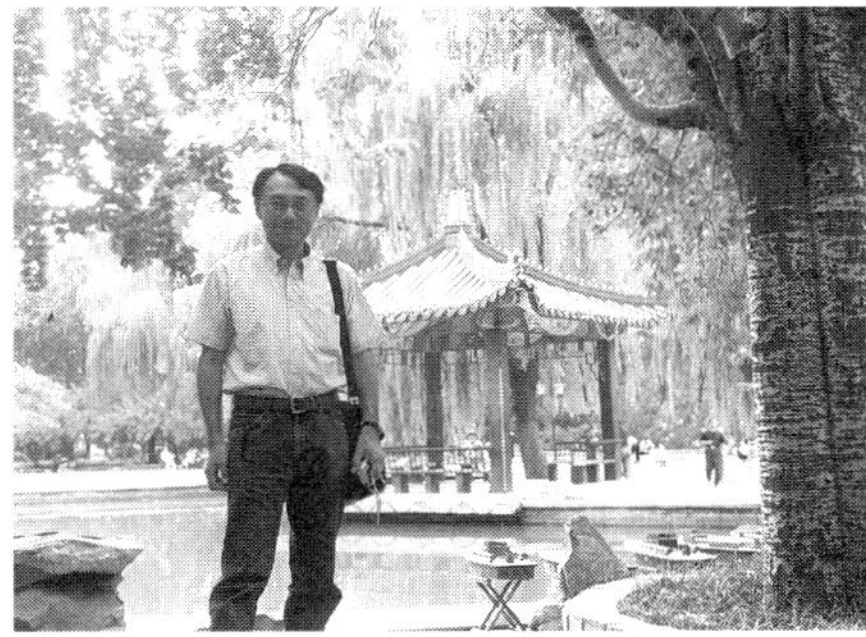
北京・日壇公園にて

　この国のエイズ事情、これまで私が見てきたいくばくかの国々に比べれば、楽観的な見通しを感じている。

地下鉄広告チケット

　約半年ほど前から、北京の地下鉄は広告付き乗車券というものを考え出した。いまだに自動改

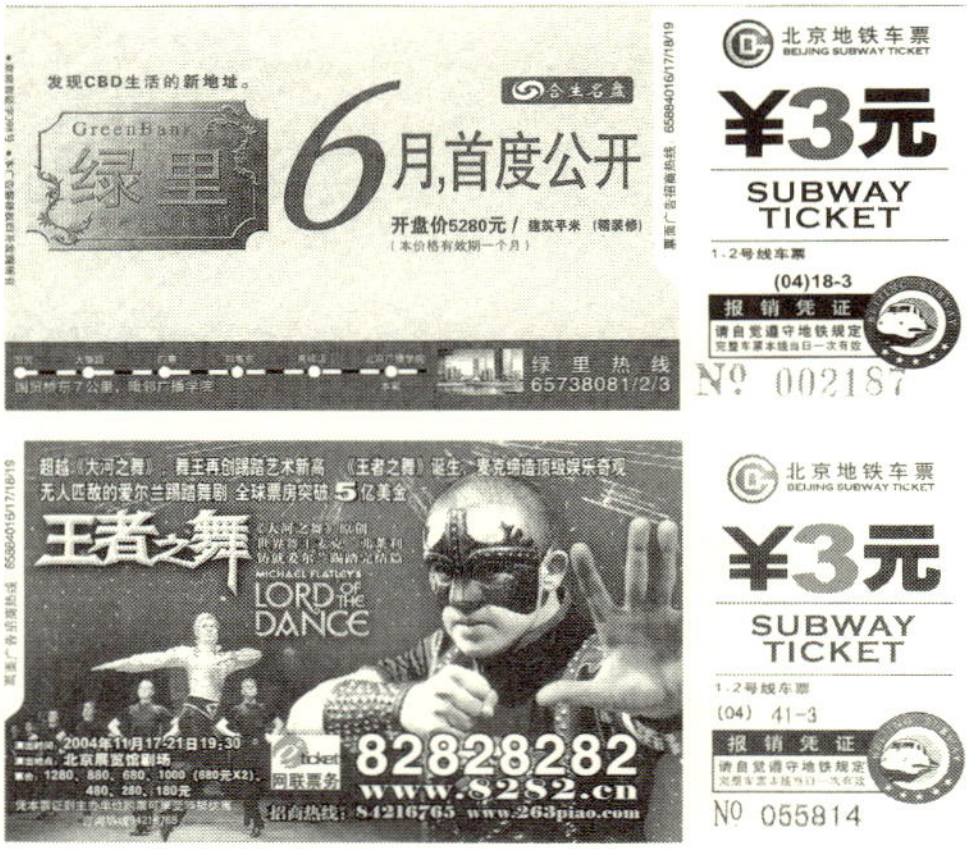

地下鉄の乗車券

札化されず、改札係員が半券をもぎるという旧式を逆手にとったアイデアで、日本の映画チケット大ぐらいの一面を使って色とりどりの広告が彩り、そこには北京人の欲しがるものが反映されていて面白い。毎日の通勤でこれを手にして眺めるのはちょっとした楽しみだが、その広告内容のベスト3は、分譲マンション、コンサート、それに市販薬・食品といったところであろう。

一位の分譲マンション、いずれもしゃれたデザインに「生活就是度暇（生活即レジャー）」「風光水緑情品蔵家」などとキャッチフレーズが並び、坪単価にホットライン番号というのが定番内容である。家屋の私有が認められて以来、北京中で高層マンションがニョキニョキと立ち並ぶ光景もさることながら、それが買えるようになったという事実にも注目したい。最近の統計では、北京市住民のエンゲル係数は三一・七%だという。一九七八年の五八・七%に比べると、めざましく改善している。日本の二三・三%に比べれば高いもの

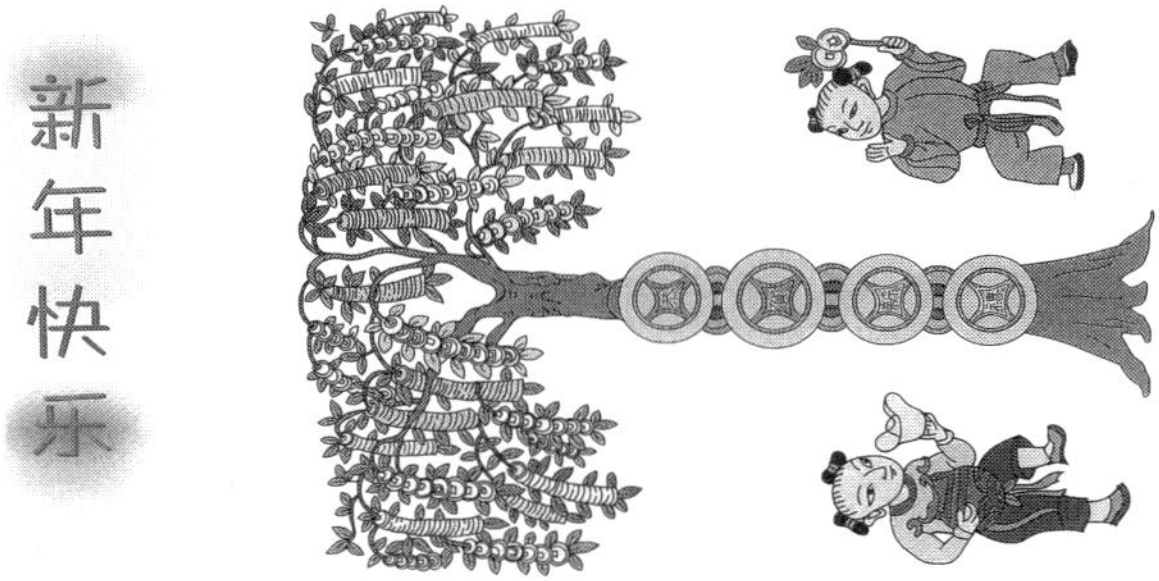

中国でもお年玉付き年賀はがきが売り出される

の、国連の基準では「富裕」に入るという。これに伴い、北京人にとっての「三種の神器」もかつての「自転車・ミシン・腕時計」から「カラーテレビ・冷蔵庫・洗濯機」を飛越えて、今では「マイカー・住宅・リフォーム」にまで進化してきている（参考『スーパーシティー北京』二五　二〇〇四）。

また、「三種の神器」レベルではなく、「ポケットマネーの買物」レベルでも発展めざましい。地下鉄チケット広告二位の「コンサート」、これもチケット価格はペア席が用意される売れ筋クラスで六八〇元（約九千円）と書いてあり、地下鉄を利用する庶民レベルがこれぐらいの値段のものを気軽に買ったりするわけで、都市住民の財布の中身は我々のもうほんのすぐそばまで追いついてきているのかもしれない。

36（二〇〇五年　春）

中国の薬事情

大使館医務室で使用する医薬品、その大部分は日本の本省から送られてくる日本製医薬品だが、一部は現地購入されるケースもある。在中国日本国大使館でも日本から購送が間に合わないと現地製で代用されるケースもあるが、この値段が「目の玉が引っ込む」額である。

抗不安薬アルプラゾラム（日本ではソラナックスの名前で発売）は二十錠入り二元（二十六円）。こんなタダみたいな値段にびっくりして眠れなくなったら、睡眠薬エスタゾラム（同・ユーロジン）二十錠入り二元（二十六円）。と聞いて思わず頭痛をもよおしたら、消炎鎮痛剤イブプロフェン（同・ブルフェン）が百錠三・五元（四五・五円）。驚いてむせてしまったら、去痰薬ブロムヘキシン（同・ビソルボン）が百錠一・五元（二十円）。日本の医薬品価格を思い出して吐き気をもよおしたら、メトクロプラマイド（同・プリンペラン）が百錠二・五元（三十三円）……という数字が並ぶ。都市部と農村部、沿海部と内陸部で所得格差の大きいこの国で広い層に普及させようとすればこの値段になるのは必然といえるが、同時に、この値段でどの程度の品質管理

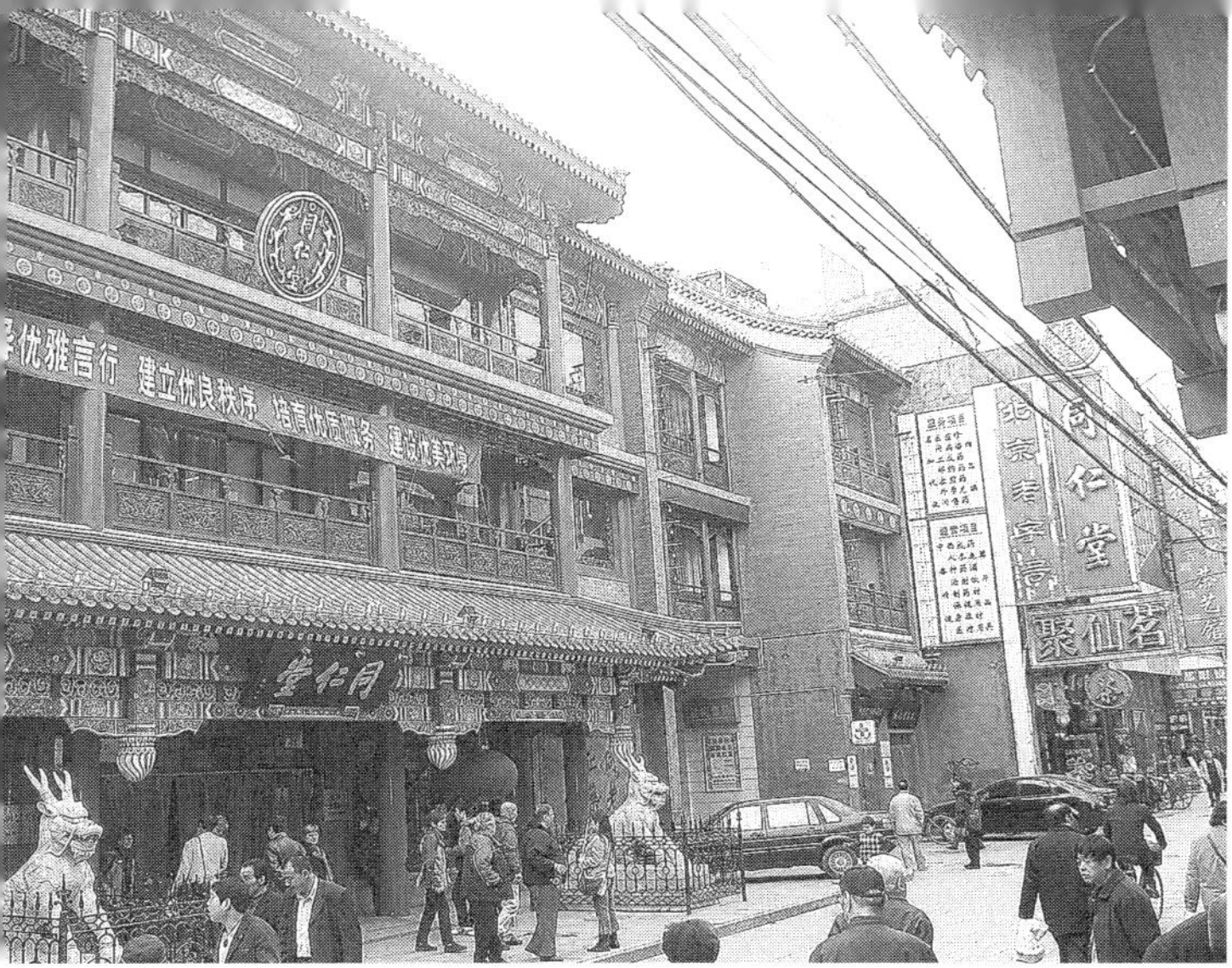

伝統的な中医（漢方）薬局

が実現しているのか、特許料関係はどうなっているのか、など、興味はつきない。

医薬品へのアクセスについては、私が着任してからこの二年間でかなり変化した。二〇〇三年当時は街の薬局に行けば金さえあれば何でも購入可能で、薬局探検をしたある日本人医師は「抗癌剤が処方箋なしで売られている！」と驚愕の報告を寄せてくれたりもしていた。風邪をひいた庶民はカウンターで気軽に抗生剤（第二世代にするか第三世代にするかは財布の中身との相談）を購入して自由に服用していたりしたものだが、その後いろいろ規定が整備され、抗生剤や向精神薬は処方箋なしでは売ってもらえず……、と我々の常識から見ても違和感のない線まで至っている。

医療機関へのアクセス

中国衛生部（厚生省）は二〇〇五年一月十日、全国衛生作業会議で第三回全国衛生サービス調査の結果を発表した。それによれば、国民の四八・九％が「病気になっても医療機関を受診しない」、二九・六％が「入院すべきだがしていない」と答えている。

これに対し、衛生部の高強副部長は原因として、五項目をあげている。すなわち、医療資源の不足、医療資源分布のばらつき、医療保障カバー率の問題、医療費の高騰、政府投資割合、である。

医療資源分布は都市部に八〇％で、二〇％が農村に分布しており、一県一医大の日本とは様相を異にしている。精神医療の分野でも、たとえば北京大学第六病院の精神科外来が北京外の地方からの受診者も加えて喧騒を極め、その順番とりに朝三時（!!）から行列ができるという話がこれを裏付けている。医療保障カバー率の問題では都市部人口の四四・八％、農村人口の七九・一％はまったくカバーされていないとのことで、診療費全額自己負担をする金がなければ、薬局で適当に見つくろって服薬するほかない。これをある程度救済するのが前記の「目の玉が引っ込む」ほどの低薬価ということになるが、思うように医者にかかれないというのはやはり問題であろう。こういう数字を目にすると、「国民皆保険」制度を作り上げた先人の業績に、あらためて感謝しなければならないであろう。

ただし、猛烈な経済発展を続けているこの国のこと、たとえ経済発展に半歩遅れた形になろうとも、ある日突然、予想もしない展開で事態の改善があるのでは……、という期待がちょっぴり感じられたりするのは、二年間この街に住んだ生活実感ではある。

人口政策の推移

中国の一人っ子政策については、おそらく日本でも知らない人はいないであろう。北京の遊園地に行けば大人二人に子供一人というのが定番だし（これにジジババが付いて大人が増える組み合わせは散見するが、子供が増える組み合わせはまず見かけない）、マクドナルドやケンタッキーに行き「家族セット」を注文すれば、それは「大人×2＋お子様セット×1」の組み合わせしか用意されておらず、ほかの選択肢はない。社会の仕組みが「大人×2＋子供×1」を前提に組み立てられている。だから日本人駐在員一家が子供二人連れて地下鉄なんかに乗っていると、ジロジロ好奇のまなざしで見つめられたりする（「おまえは何で子供が二人いるのだ」と見知らぬ人から尋ねられた、という話すら聞く）。

このほど、この一人っ子政策の結果報告があった。三月十二日付、国家人口計画生育委員会の張維慶主任は、「改革開放以来、中国は経済の持続的かつ急速な成長という奇跡を生むとともに、

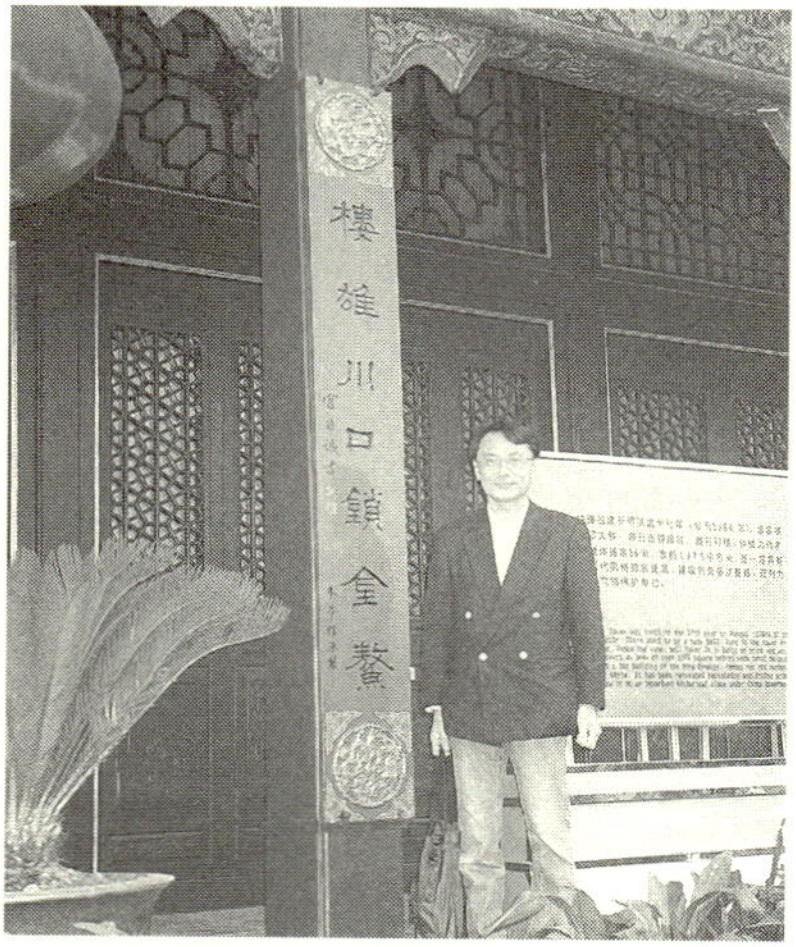

西安・鼓楼にて

人口の早すぎる増加を抑え、出生数が予想を三億人余り下回るという奇跡を成し遂げた」と表明した。

日本列島三個分弱の人口増加抑制に成功したのはさすがというほかないが、他方、男女比の歪みという現象も引き起こしている。第五回全国人口調査によれば、男女比一一六・九対一〇〇というところまで至っている。日本でも一時期、「結婚できない男が増える」とメディアに脅され焦った経験のある読者層もおられると思うが、この数字はそれどころではない。そこで、全国人民政治協商会議（政協）が改善措置を検討しているという。ここで提案されている「女の子をいたわる政策」では、農村部限定ながら、女の子を産んだら出産費用一部補助、三歳前の医療費三～五割補助、小学校雑費一～三割軽減……、と至れり尽くせりのメニューが並んでいる。もっとも、これはまだ提案の段階だから今後の帰趨を見守るほかないが、十年後、二十年後どのようなことになっているのか、興味はつきない。

37（二〇〇五年 夏）

ある自殺企図者の運命

ある朝、新聞（二〇〇五年三月三十日付『北京娯楽新報』）を手にとると、高架道路の欄干から飛び降りようとする青年がひとり、という衝撃的特ダネ写真が一面を飾っていた。こういう光景を目撃したら、日本ならば誰かが一一〇番をして警官が駆けつけ、パトカーに乗せられ、警察署経由で医療機関へ、というのが一般的な運命であろう。ところがここ中国では何だか様子が異なる。そのタイトルは「本報記者救下軽生者（本紙記者、自殺志願者を助ける）」。

要約――記者が車を走らせていたところ、北京市右安門の立体交差で欄干をフラフラ歩き今にも下の道路に飛び込みそうな青年を発見、ただちに路側帯に車を停めて（特ダネ写真を撮影してから）青年のもとに駆け寄り、思いとどまらせた。そして自分の車に乗せて（病院でも警察署でもなく）新聞社（！）に連れ帰り、その応接室で「記者が『心理医生（精神科医）』の役回りを演じて二時間以上にわたり話をして、自殺する考えを捨てさせた」のだという。社内で説得中にもしっかり写真撮影、顔もそのままで特ダネ記事の一部を構成している。ちなみにこの自殺志願者は貴州省出身の二十歳で、失恋問題や学費問題、田舎の両親への思いを赤裸々に語り、それがそのまま紙面になっている。

結局、この記者氏は「目撃者」「警察官」「救急隊員」「精神科医」、そして「新聞記者」の一人五役をやってしまったことになる。二時間以上の話し合いののち、青年は「謝々」と言って帰ったというから、公的機関にアプローチした形跡はない。

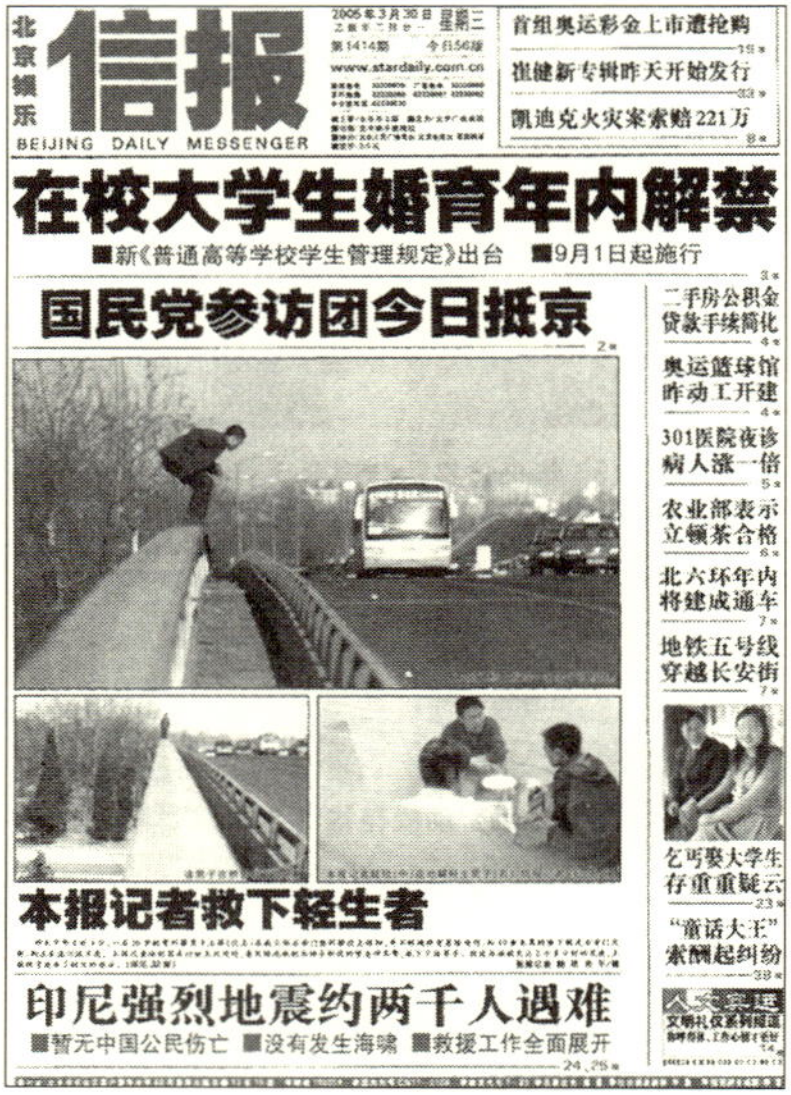
北京娱乐信报
BEIJING DAILY MESSENGER
2005年3月30日 星期三
第1414期 今日56版
www.stardaily.com.cn
首组奥运彩金上市遭抢购
崔健新专辑昨天开始发行
凯迪克火灾案索赔221万
在校大学生婚育年内解禁
■新《普通高等学校学生管理规定》出台 ■9月1日起施行
国民党参访团今日抵京
二手房公积金贷款手续简化
奥运篮球馆昨动工开建
301医院夜诊病人涨一倍
农业部表示立顿茶合格
北六环年内将建成通车
地铁五号线穿越长安街
乞丐娶大学生存重重疑云
“童话大王”索酬起纠纷
→本报记者救下轻生者
印尼强烈地震约两千人遇难
■暂无中国公民伤亡 ■没有发生海啸 ■救援工作全面展开

「本紙記者、自殺者を助ける」

中国語には「差不多（チャープトォー）」という便利な概念があり、「大した違いじゃない、まあ、いいじゃないか」というほどの意味になる。結局この青年は自殺をあきらめて「謝々」と帰っていったのだから、終わり良ければすべて良し、現場で助けたのが警察官でも新聞記者でも「差不多」、カウンセリングするのが精神科医でも新聞記者でも「差不多」、大陸的なおおらかさとはこういうことを言うのであろう。

この「一人五役」の記者氏も、何ともすごいマスコミ魂というべきである。もっとも、日本でも「自殺企図例は警察ないし救急を経て医療へアプローチされるべきもの」という常識と「個人情報、プライバシー保護の観念」がなかったならば、案外、同じ展開になっているのかもしれないが。

都会の一人っ子たち

北京の情報誌をめくっていたら、子供の意識調査が載っていて目を引いた。

お小遣いの額、上海の最多価格帯十～二十元（一元＝約十三円）に対し、北京は五十元以上（最高三百元）というから、首都がリッチな印象を受けるが、上海人は「多少なりとも経済観念をつけてほしい」と考えて定額を渡すのに対し、北京人は現金でポンと渡すことはせず、「おねだり」のたびに買い与えて、その「上限枠」がこの額ということで、実質的にはあまり変わらないのかもしれない。経済都市上海の住民は経済観念植え付けを目指し、政治都市北京の住民は家庭内「権力」の道具に使う……、性格がそのまま出ていて面白い。

対して、北京・上海であまり差が出ないのが「もし今、三千元あったらどうしますか」という質問である。元の金額に一〇〇をかけて「円」と読みかえると、おおむね我々の経済観念にフィ

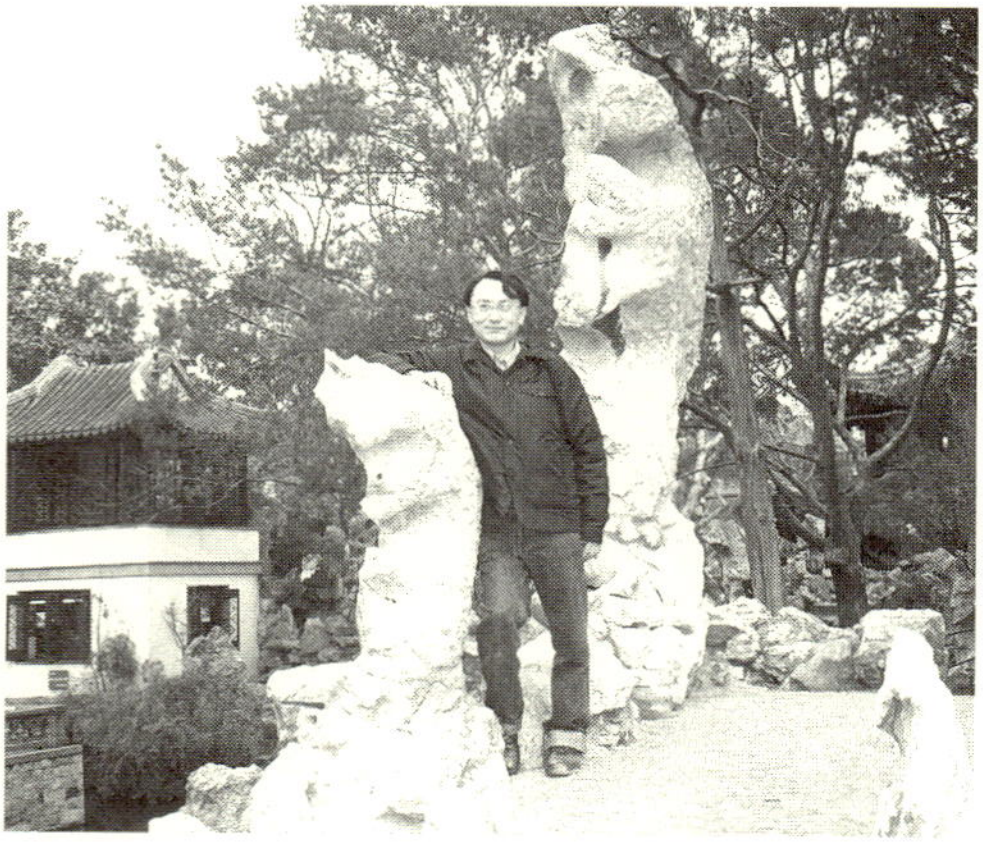
蘇州・獅子林にて

ットする（たとえばバス運賃一元は一〇〇かけて「百円」と読みかえると実感がわく）から、三千元は我々日本人の経済観念で三十万円に相当するわけで、小学生にとって「夢の金額」になる。最も多いのが北京・上海共通で「貯金」、そして「寄付」というのも多く、高価なテレビゲームなどをはじめとする「パッと使う」系の回答は少ない。これについては、「あれが欲しい」と言えば親が買ってくれて自分で努力して手に入れる必要がなく、テストで良い点をとれば「何が欲しい？」と聞いてくれる親も珍しくない状況下では、「欲しくてたまらないもの」は少なく、本当の意味での金銭感覚が育たず、あるいは物欲が磨耗してしまっているのでは、という、ある作家のコメントが腑に落ちる。

一人っ子政策により、特に都会ではどの家庭でも子供は一人で、両親ジジババ愛情が集中する境遇は「小皇帝」とも表される。資産家の息子に金銭感覚が薄い（であろう）のと同様に、この国の小さな皇帝たちも、「欲しくても手に入らない憧れのもの」などないであろうから、金銭感覚も育たないというわけだが、ただし、その富はどこからか湧いてくるわけではないということである。熾烈な受験競争に勝ち抜き、良い大学に入り、金を稼げる有利な社会的地位を手に入れなければならないから、いきおい「自由な時間」はほとんどなくなり、受験競争以外の精神的成長に取り組む余裕がない。生きがいとは、社会的意義とは……、「そんなことは大学一年生になってから考えよう」という台詞がよく耳にされるという。

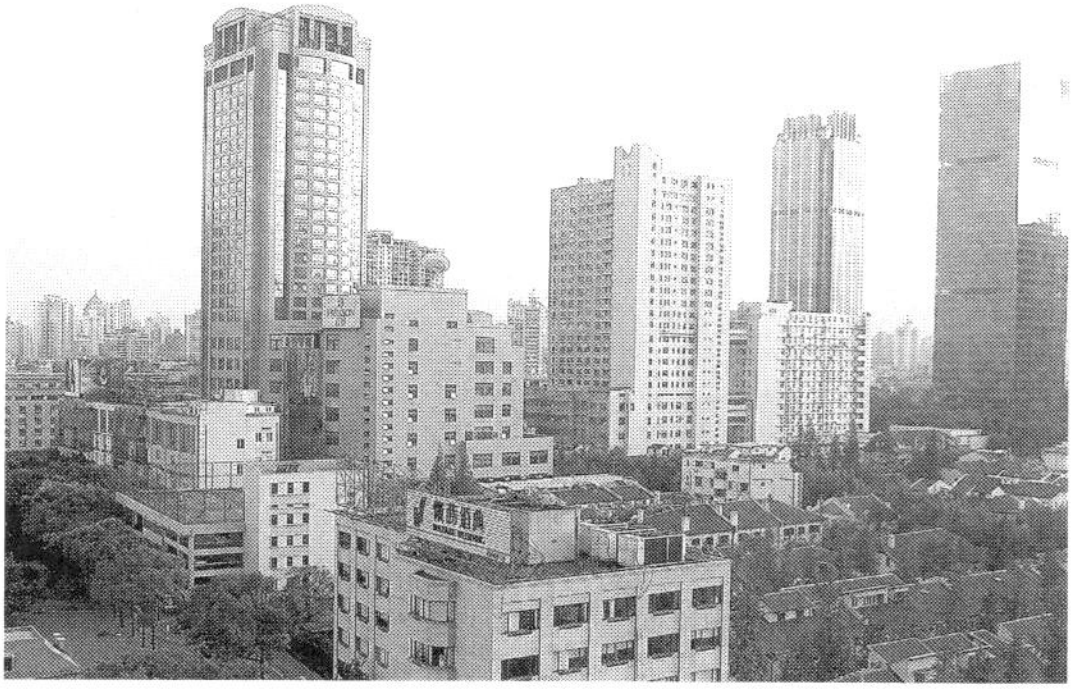

発展著しい上海の街

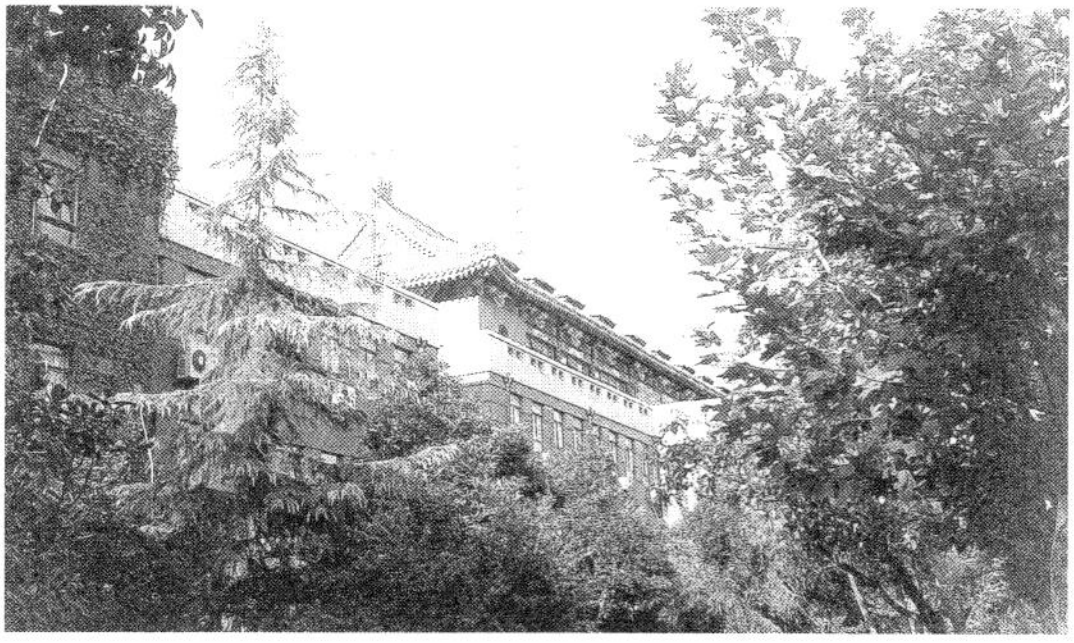

復旦大学医学部。熾烈な受験戦争の目的地の一つ

次世代のエリートは、日本・中国とも「よく似た

人々」どうしのお付き合いになるのでは……、そんな気がする現代子供事情である。

参考　Supercity Beijing 二〇〇五年六月号

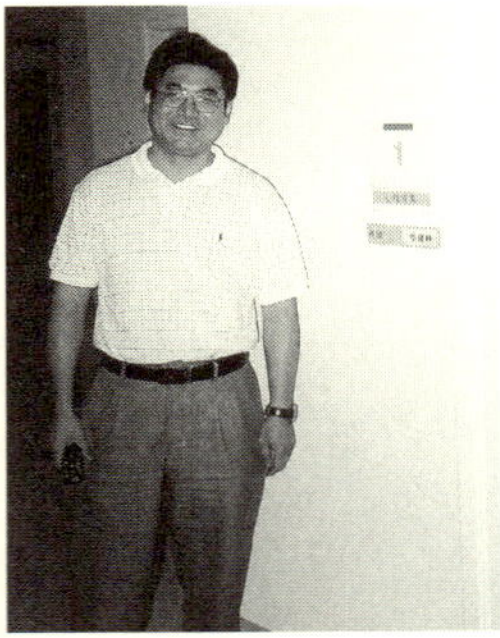

精神科の李建林教授。英国留学以来の長いつきあい

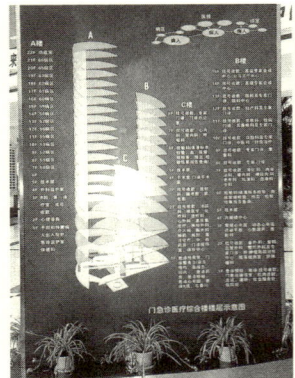

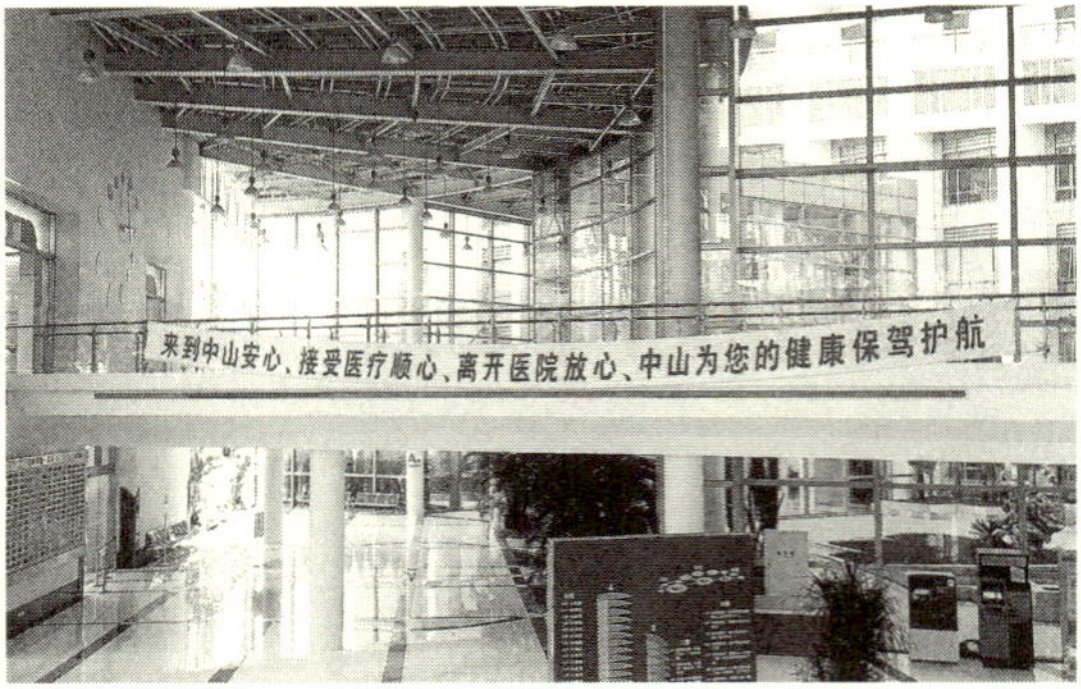

復旦大学附属中山病院

38（二〇〇五年 秋）

医療広告花盛り

ここ最近、北京の街では病院の広告が花盛りである。日本では標榜できる項目が窮屈なまでに規制される医療広告、そこに専門医資格の標榜を入れるのどうのというレベルで、外食産業はじめ他分野に比べ地味なことこの上ないが、この国ではどんな分野にも負けていない。

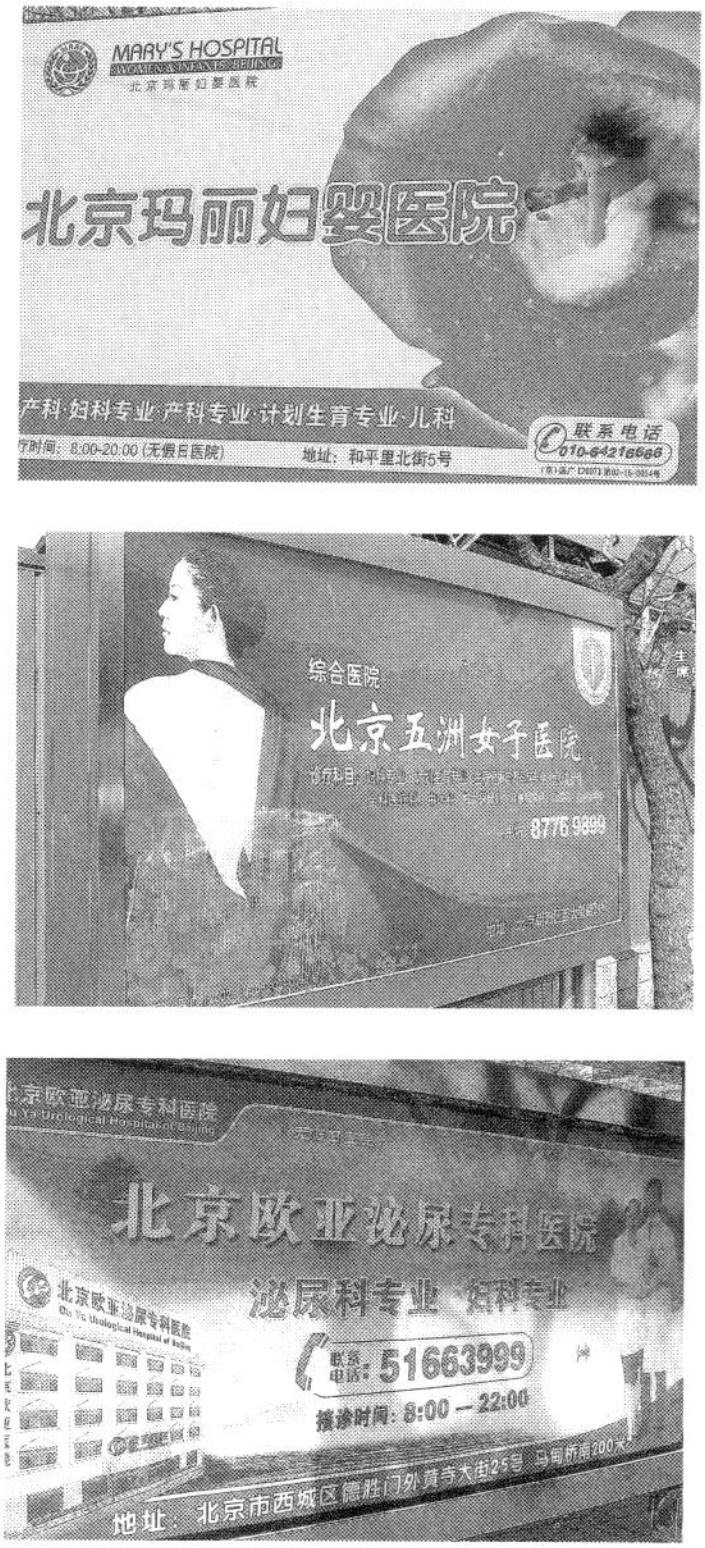

北京市内には派手な病院広告が並ぶ

地下鉄に乗れば、多いときで車内広告の八割（！）を病院の広告が占め、美人ナースが車内のあちこちから微笑みを投げかけてくる。道路に沿って街灯に病院の広告がぶら下

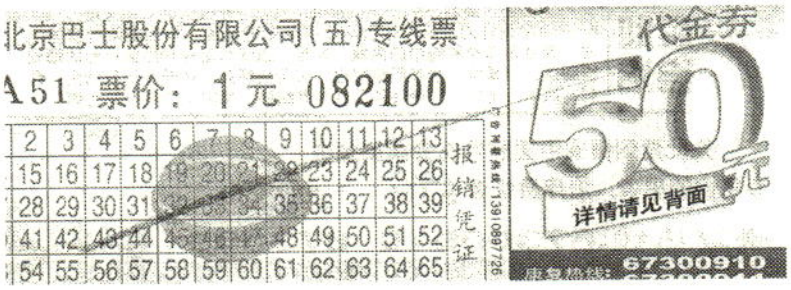

代金券50元。この使用済きっぷをもってゆくと診察料が50元安くなる！

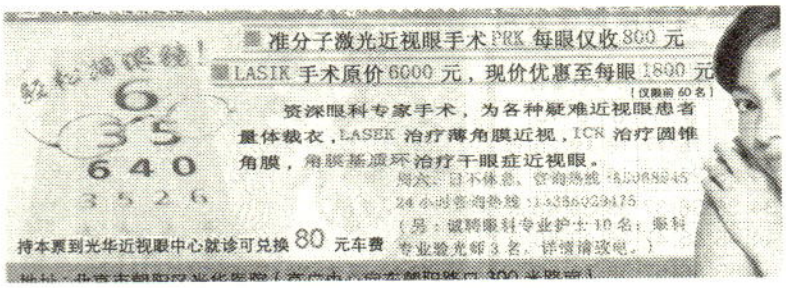

近視手術定価6000元がこの券持参で1800元！

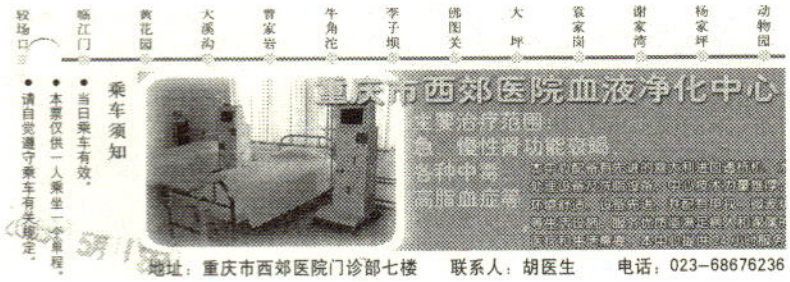

透析センターでは高脂血症も適応！?

がり、行けども行けども妖艶なナースの巨大な視線に見つめられる通り、なんてのもある。バスを待っていれば、全身に派手なラッピング広告をまとった車両がやって来て、「平价医院（安い病院）」と大書し「B超十元（超音波検査十元＝約百四十円）」などというダンピング値段に度肝を抜かれる。乗車して車掌さんから乗車券を買い求めると、その裏面が広告欄になっていて、「レーシック手術、定価六千元、現在特別割引中千八百元　〇〇眼科医院」「〇〇血液浄化中心（透析センター）。腎機能低下、中毒、高脂血症（?）」、はては「代金券五十元」と大書してあるものまであり、この使用済みバス乗車券を持参したら治療費を五十元割引いてくれる整形外科医院まで存在する。

急速な経済発展とともに、「何でもあり現象」が至るところで見られるこの国だが、これら新興医療機関群の広告を見ると行き着くところまで行ったかの感がする。もっとも、地味で上品な広告のもと、「必要以上の検査」や「(死語となりつつあるが)薬価差益」といった要素から利潤が生まれる構造とどちらが健全なのか……、これは議論の余地ありだろう。

月餅商戦、水をかけられる

昨年、月餅商戦について紹介した(一九三ページ)。毎年、中秋節のお月見のシーズンになると贈答品売場にはさまざまな趣向をこらした月餅がズラリと並び、日本の歳暮・中元シーズンを彷彿させる状況を呈し、どこの職場も取引先から贈られた月餅が山をなしている……、というのが九月の風物詩である。

ところが、今年は何だか様子が異なる。経済発展まっ盛り、さらに面子を重んじる見栄っ張りの国民性も加わり、この手の贈答合戦は「倍々ゲーム」で年々派手派手しくエスカレートしていくはずが、今年の月餅コーナーは昨年と変わり映えしないばかりか、むしろ地味めな店さえある。周囲の中国人に聞いても、食べきれない月餅を山ほど抱え込んだ話も(例年になく)聞かない。首をひねっていると、いろいろな規制措置がとられ「水をかけられた」状態になっているらしいと判明した。

ここ数年の月餅商戦がエスカレートするあまり、十八万元(約二百四十万円?)の「純金付き

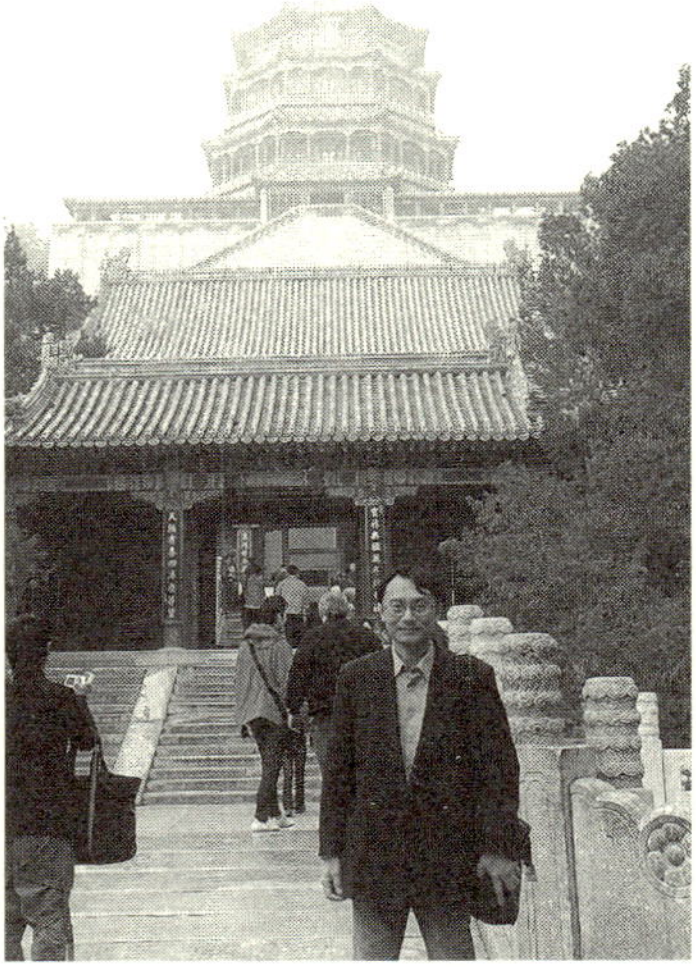
頤和園にて

月餅」まで登場したという。こういった度を越した高額商品が賄賂に利用され汚職の原因にまでなっているとの指摘もあり、今年は当局筋も乗り出し、国家発展・改革委員会は政府四部門の連名で月餅の価格・品質・包装・抱き合わせ販売に関する規則をまとめ、さらに、上海市ではもっときめ細かく「月餅を入れる箱には木材やその他高級材料を用いてはならず、包装コストは月餅価格の二割を超えてはならない」とまで規制したりしている。

そんなわけで、ハイエンド商品が思い切り冷や水をかけられる一方、大衆商品にも「人々の意識変化」という逆風が吹き始めている。「上海サーチナー東方早報」共同調査によれば、「贈答品として月餅を受け取るとうれしいか」との質問に、「うれしい」はわずか二三・三%で、「どちらとも言えない」「うれしくない」あわせて七六・七%の人々が何の感慨もないという。さらに「現在売られている月餅の価格は受け入れられますか」に対し、「高い。見掛け倒しのものが多い」七五・八%、「月餅の箱にお酒やコーヒーも合わせて入れることについてどう考えますか」に対し、「不賛成。価格が高くなるし必要ない」七九・九％と、庶民の八割近くは現状に賛意を表していないことが明らかになっている。

中秋節の月餅、この伝統商品も経済発展とともに、かつての日本の「中元・歳暮の菜種油・タオル・石けんセット」と同じような運命を辿り始めているように見受けられる。

消毒の道具

日本の医療機関で「消毒」をするとすれば、ピンセットのお化けのような鑷子で滅菌済みの綿球をつかみ、消毒液に浸し、おもむろに塗る……、という厳かなプロセスになるわけだが、ここ中国では「滅菌済みの鑷子で挟んだ滅菌済みの綿球」に代わって登場するのが「綿棒」である。転んで膝を擦りむいたなんてときに、当地のナースたちは綿棒を取り出しイソジンのビンに突っ込んでさっと消毒、という光景に最初驚いたものだが、慣れたらそんなものかと思うようになった。

先日、日本から送られてきた医薬品に同梱されたパンフレットを見たら、何と、この「中国風綿棒消毒」がスワブスティックなる商品名で登場していてまた驚いた。中国からやってきた新コンセプトというわけか。ただし、こちらは一本ずつ消毒液とともに滅菌包装され、いかにも日本製品らしい使い勝手で、一度使ってみようと考えている。

そしてまた三年が経ち……。

二〇〇三年三月の着任から三年経ち、四千年の国での任期も終わりに近づいてきた。SARS騒動の渦中に始まり、反日暴動で職場がデモ隊に取り囲まれたり、脱北者が駆け込んだり……、と激動の三年間、全国ネットにのって職場の映像が日本全国に放映されたこと数知れずであった(これぐらい頻繁にお茶の間に映像が流れる日本国大使館というのも珍しいと思う)。

それだけ世間の耳目を集める晴れ舞台の端っこで過ごした三年間は、「感慨深かった」とか「思い出深かった」とかいう形容詞ではとても表しきれないものがあるが、ではその中でも最も強烈な思い出はといえば、やはりSARS流行ということになる。

SARSという得体の知れない感染症、それに感染すれば自分も死ぬかもしれないという恐怖に直面した社会が示した心理的反応(自分自身もリアルに巻き込まれながら)の観察経験は、心理・精神を生業とする者にとって、何物にも代えがたい財産になった。近い将来、新型インフルエンザのパンデミック(大流行)がWHOから警告されているが、そこで予想される甚大な社会不安対策に微力でも尽くしていきたいと考えている。それが、SARSが猖獗《しょうけつ》を極める北京でリアルな「関与しながらの観察」の機会を得た唯一の日本人精神科医に与えられた使命というものであろう。

北京の任期終了とともに日本へ帰国、大学教官として人生の次のステージを歩むことになるが、今後の展開に期待しながら筆をおくことにしよう。

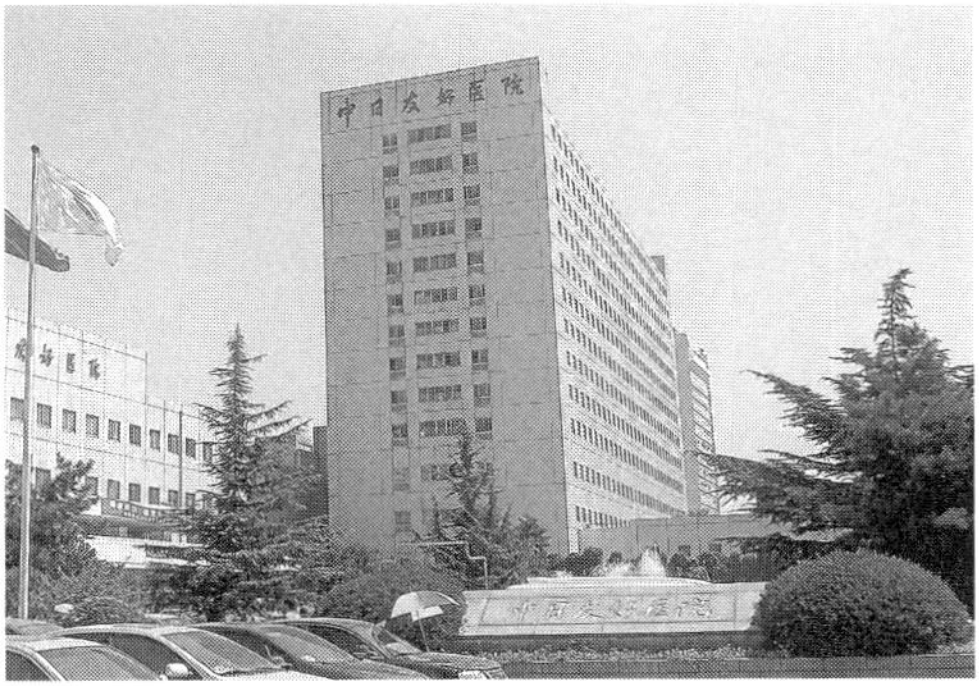

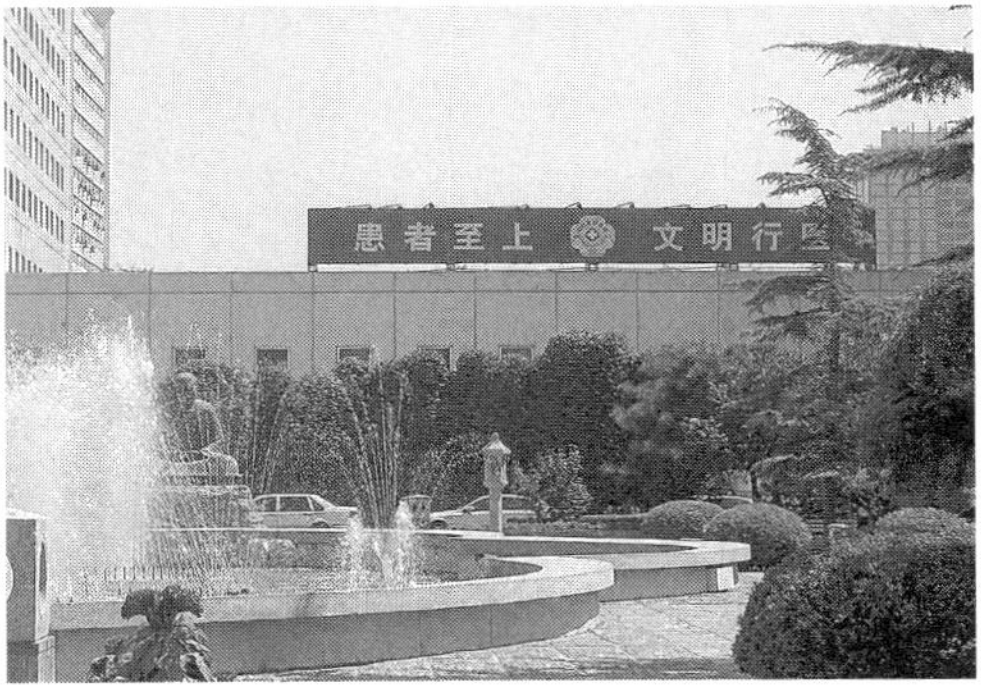

中日友好病院

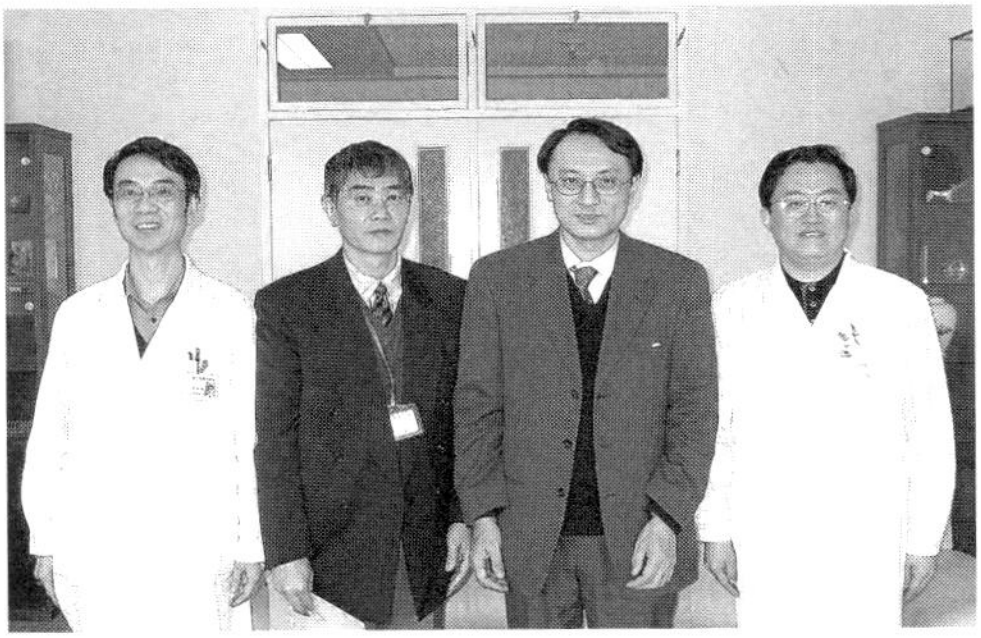

中日友好病院　院長らと(離任あいさつ時のスタッフ)

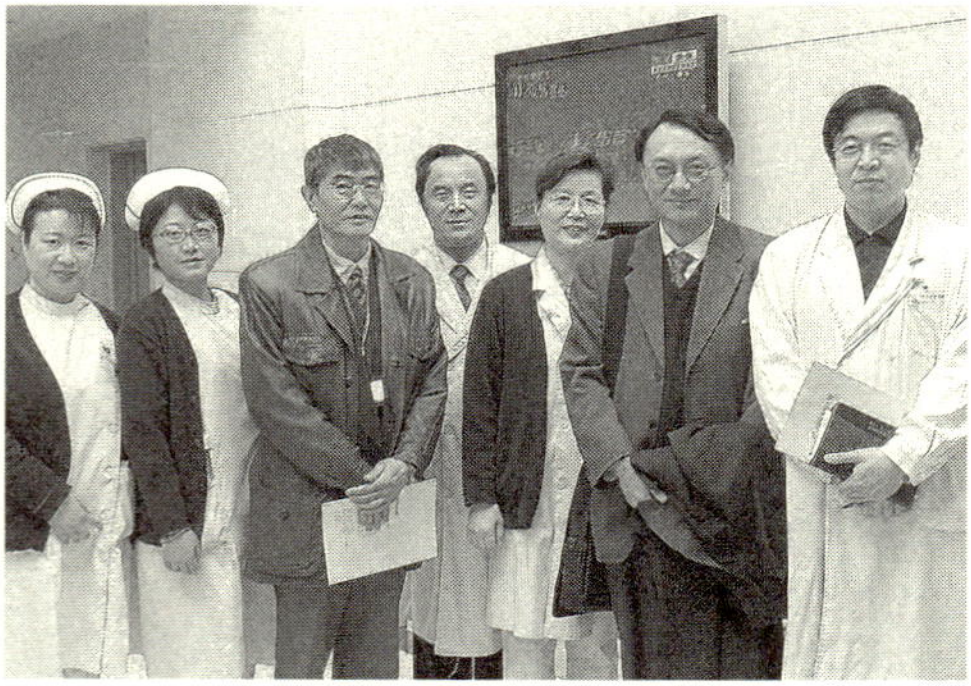

中日友好病院　国際医療部のみなさん

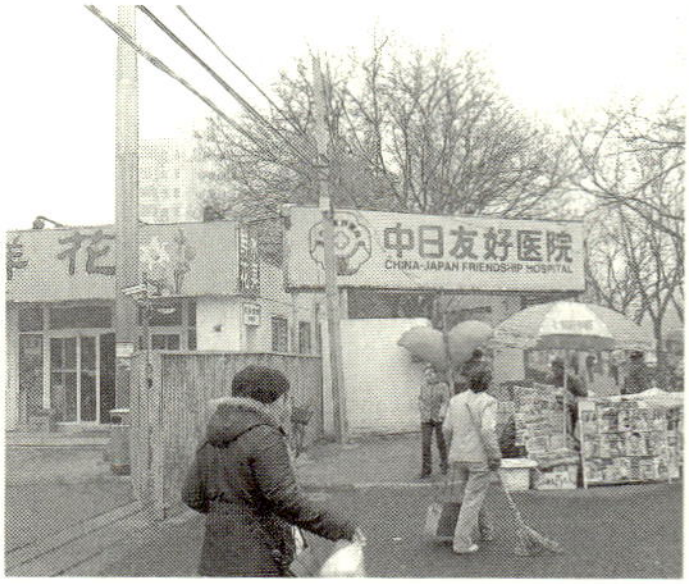

中日友好病院前

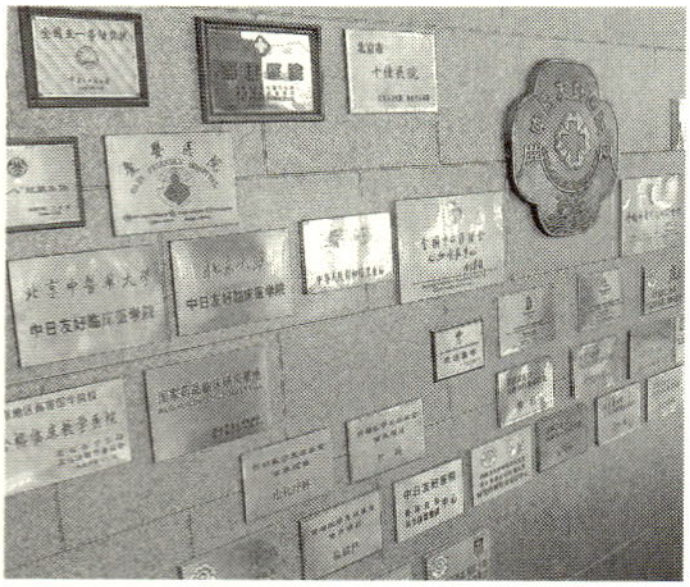

栄光を伝えるプレート類

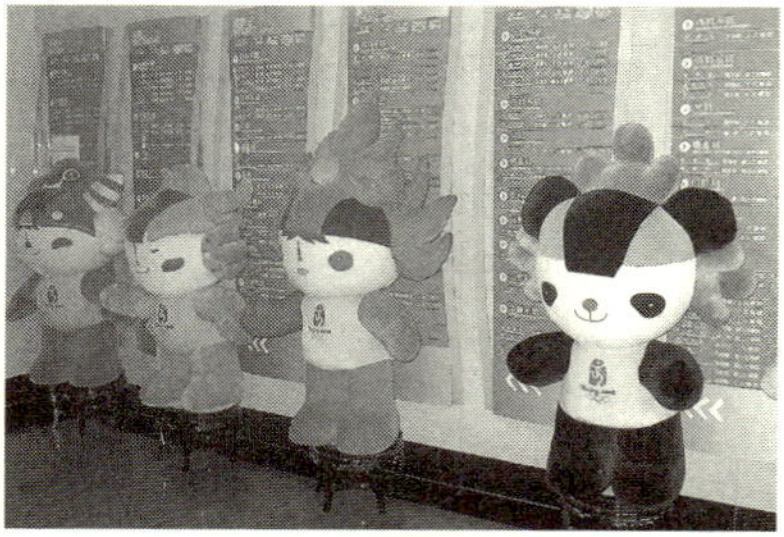

玄関先には北京オリンピックキャラクターが並ぶ

エピローグ

早いもので、外務省を退官し、大学の教師として第二の人生を歩みだしてから、一年近くが経つ。

田舎大学の教授室から眺める平和そのものの光景（一面の緑と澄み切った青空に静寂、いずれも北京でもパリでもダカールでも望むべくもないアイテム）に包まれていると、過ぎ去りし日々が夢だったかのように思えてくる。日本の報道「だけ」を通して世界を見ていると、アフリカは遠い遠い存在として霞みゆき、フランスはファッションにブランドもの動向がぐっと表に立ってくる。中国のイメージは為政者の意思により人為的に悪者になったり日中友好！になったり……。

人間は目の前の現実からあまりに離れたものは想像がつかない、というのはけだし真実だとつくづく思う。交差点に群がる物乞いの子供たちに対応したり、窓の外から聞こえてくる銃声を肴にグラスを傾けたり、護衛付きの防弾車に押し込まれ全力疾走……といった日常は、心地よい田舎の大学周辺に限らなくたって、日本国にいる限りまずは想像の範囲外であろう。

だが、グローバリゼーションの世の中、昨日まで想像の範囲外だったことが今日は日本国の現実などという事態も、いつでも起こりうる。ＳＡＲＳの流行では人民の姿が消失しゴーストタウン状態になった王府井（北京を代表する繁華街）にたたずみ途方に暮れたものだが、新型インフルエンザのパンデミック（大流行）では銀座や梅田といった場所で既視感にとらわれることになるかもしれない……、というのは、現在進行形で想定外から想定内の世界に移行しつつある。地球温暖化が進めば、日本国にマラリア復活！という意見も耳にした。

だから、時折、目の前の現実からかけ離れたことを無理矢理にでも想定の内側に引き込んでみるという習慣は、何かの役に立つかもしれない。この本がそのきっかけにでもなれば幸いである。

最後に、本書の執筆にあたり、終始温かいご高配をいただいた石澤雄司社長、編集部の近藤達哉氏、アイデアを提供してくれた妻真理子に心より感謝します。

二〇〇八年四月吉日

勝田　吉彰

●著者略歴

勝田　吉彰（かつだ よしあき）

1961年京都府生まれ。

医師免許取得後、岡山・大分・福山等の大学病院・一般病院で臨床医として勤務後、英国オックスフォード大学精神科教室に留学。ここで海外生活の魅力にとりつかれ、帰国後臨床医をへて、1994年外務省に入省する。

在スーダン日本国大使館勤務で砂漠の中の2年間を振り出しに在フランス・セネガル・中華人民共和国の各日本国大使館と計12年間の海外勤務で、赴任・出張あわせ24カ国を渡り歩く。

SARS流行・反日暴動・脱北者駆込みの激動の北京生活を経て、2006年、在中華人民共和国日本国大使館参事官兼医務官を最後に退官し、近畿医療福祉大学社会福祉学部臨床福祉心理学科教授に就任し現在に至る。

著書に『不安ときどき認知療法のち心は晴れ』（翻訳、星和書店）、『ドクトル外交官のスーダン見聞録』（世界の動き社）、『こころに傷を受けた人のこころのケア』（翻訳、保健同人社）、『すぐ引ける、すぐわかる精神医学最新ガイド』（翻訳、星和書店）がある。

ドクトル外交官 世界を診る

2008年7月8日　初版第1刷発行

著　者　勝 田 吉 彰

発行者　石 澤 雄 司

発行所　株式会社 **星 和 書 店**

東京都杉並区上高井戸1－2－5　〒168－0074
電話　03(3329)0031（営業）／03(3329)0033（編集）
FAX　03(5374)7186
http://www.seiwa-pb.co.jp

　Printed in Japan　ISBN978-4-7911-0673-8